FAST FACTS

FF

Indispensable Guides to Clinical Practice

Eczema y dermatitis de contacto

John Berth-Jones
Consultant Dermatologist
University Hospitals Coventry and Warwickshire
NHS Trust, Coventry, UK

Eunice Tan
Specialist Registrar in Dermatology
Norfolk and Norwich University Hospitals
Norwich, UK

Howard I Maibach
Professor of Dermatology
University of California
San Francisco, USA

J&C
EDICIONES
MEDICAS S.L.

Versión inglesa
Fast Facts – Eczema and Contact Dermatitis
First published April 2004-11-15

Health Press Limited, Elizabeth House, Queen Street, Abingdon, Oxford OX14 3JR, UK

ISBN 1-903734-32-0

Versión española

Publicación con permiso de Health Press Limited

Fast Facts Eczema y dermatitis de contacto
Primera Edición 2004

DL B-46667-04

C/. Aribau 146 pral.2ª
08036 Barcelona
Teléfono: (34) 93 415 90 44
Fax: (34)93 415 64 96
e-mail: info@jc-edicionesmedicas.com

Composición y compaginación:
Grafic 5, S.L.
Santiago Rusinyol, 23 – 08031 Barcelona

Impresión:
Trajecte,S.A., Amor,3 08035 Barcelona

Introducción

El eczema (conocido también como dermatitis) comprende muchas enfermedades comunes e importantes de la piel. Estas afectan a pacientes de todas las edades. Incluyen el eczema atópico, la enfermedad intensamente pruriginosa y molesta que se observa principalmente en la infancia y la juventud; la dermatitis de contacto industrial, una fuente principal de incapacidad y tiempo laboral perdido en la población adulta; y el eczema asteatósico, la piel seca y pruriginosa asociada con la edad. Además, puede haber algunas personas que no estén afectadas por alguna forma de eczema en algún momento de sus vidas.

Principalmente debido a la elevada incidencia del eczema, médicos de diferentes disciplinas médicas están habitualmente involucrados en su tratamiento. Este texto está pensado para ayudar a familiarizar a los no dermatólogos con la etiología, el diagnóstico y el tratamiento de las diversas formas de la enfermedad.

Las etiologías tan diversas de los diferentes tipos de eczema hacen que aquellos puntos que tienen en común no sean inmediatamente obvios. Comparten una serie de características histológicas y clínicas. Se caracterizan, en la fase aguda, por picor y eritema. En ocasiones, especialmente en las manos y los pies, pueden aparecer vesículas o ampollas. La sequedad, excoriación, exudación, edema, induración, descamación, liquenificación y fisuración se desarrollan más tarde. La liquenificación, un signo de inflamación crónica, es un engrosamiento de la piel que inicialmente se manifiesta por una sutil acentuación de las líneas de la piel, y que progresa a una marcada induración y rugosidad de la superficie cutánea. Los datos histológicos del eczema incluyen un edema de la epidermis (con frecuencia llamado espongiosis), que puede progresar a vesículas o ampollas, e inflamación de la dermis (infiltración con linfocitos y macrófagos). El aspecto histológico de la piel normal y eczematosa se puede apreciar en las figs. 1 y 2 respectivamente.

Un buen punto inicial en la clasificación del eczema/dermatitis es su delimitación en dos grupos:

- endógeno, en el que se cree que el eczema no es debido a factores contributivos externos.
- exógeno, en el que las influencias externas tienen un papel contributivo significativo.

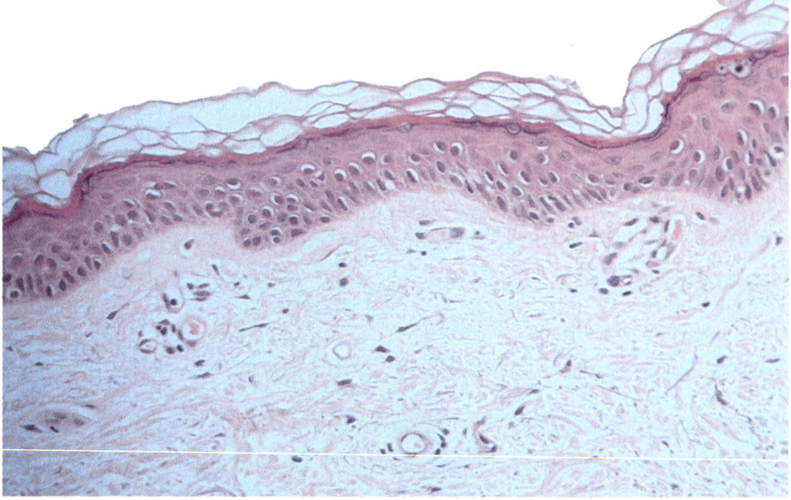

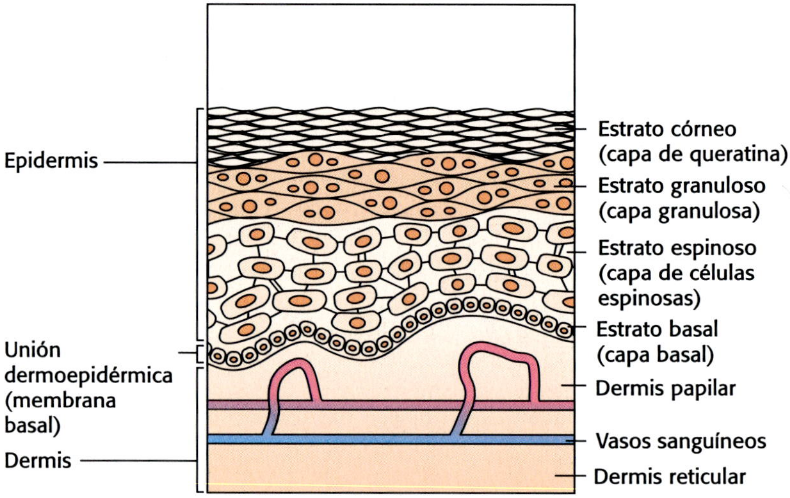

Figura 1. Histología de la piel normal. Reproducida por cortesía del Dr N Bajallan. George Eliot Hospital. Nuneaton. UK.

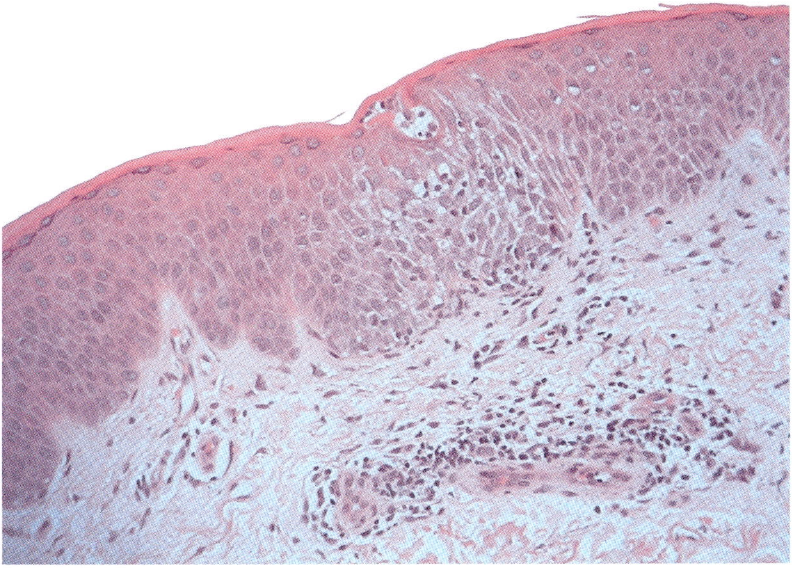

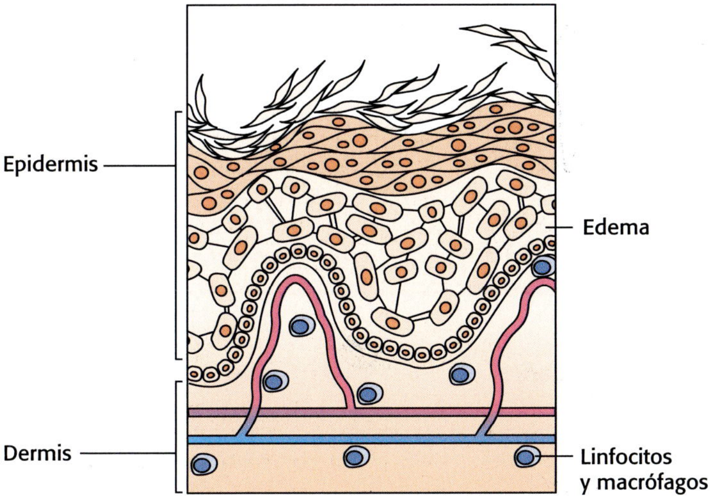

Figura 2. Aspecto histológico de la piel eczematosa. El edema se desarrolla entre los queratinocitos de la epidermis (espongiosis), la epidermis se hace más gruesa (acantosis) y las células inflamatorias infiltran la dermis. Fotografía microscópica reproducida por cortesía del Dr N Bajallan. George Eliot Hospital. Nuneaton. UK.

TABLA 1
Clasificación del eczema/dermatitis

Endógeno	Exógeno
• Atópico	• Alérgico
• Seborrreico	• Por irritante
• Discoide/numular	• Fotosensible
• Ponfólix	
• Venoso	
• Asteatósico (eczema craquelé)	
• Dermatosis plantar juvenil	
• Eritrodermia	

Un ejemplo de esta clasificación se ofrece en la tabla 1. En realidad, la situación puede no ser tan simple, y el eczema tiene con frecuencia una etiología mixta. Por ejemplo, el eczema atópico puede venir agravado por la exposición a irritantes o por la alergia a medicamentos tópicos.

Tradicionalmente, la dermatitis endógena fue denominada «eczema» y la exógena «dermatitis». Además, en un contexto industrial el término dermatitis se suele considerar un resultado de la exposición ocupacional a los irritantes, y puede enfocarse como un diagnóstico asociado con el litigio. Sin embargo, los términos dermatitis y eczema son ahora intercambiables. Eczema deriva de la palabra griega que significa «hervir», y se refiere al picor y calor de la piel y al aspecto de las pequeñas ampollas. Dermatitis significa simplemente inflamación de la piel.

1 Dermatitis de contacto alérgica

Epidemiología

La dermatitis de contacto alérgica (DDC) se observa predominantemente en los adultos, y es menos común en los niños y los ancianos. Esta distribución etaria es debida probablemente más a los patrones de exposición a posibles alergenos que a los cambios constitucionales del sistema inmunitario. La forma más común de alergia de contacto es la sensibilidad al níquel (fig. 1.1), que probablemente afecta al menos al 10% de las mujeres.

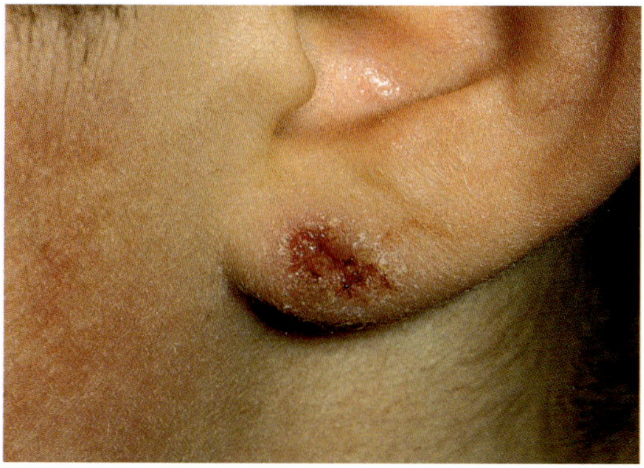

Figura 1.1. Dermatitis por níquel causada en este caso por el contacto con pendientes de metal.

Fisiopatología

El desarrollo de la DDC requiere dos fases. La primera es una fase de sensibilización durante la cual el contacto con el alergeno provoca el desarrollo de una respuesta inmune específica. Este proceso de sensibilización puede ocurrir rápidamente tras un breve contacto con el alergeno, pero suele ocurrir pasados años de contacto repetido. Una vez ha tenido lugar la sensibilización, el contacto continuado provoca una segunda fase, la fase de provocación. Esta es una reacción de hipersensibilidad de tipo IV (retardada) (fig. 1.2) que da lugar a la aparición de una dermatitis en la zona de contacto. El retraso entre el contacto y el desarrollo de la dermatitis en los individuos sensibilizados es típicamente de entre 48 y 72 horas, pero las reacciones pueden desarrollarse en unas pocas horas, o con un retraso más largo de 1 semana o más.

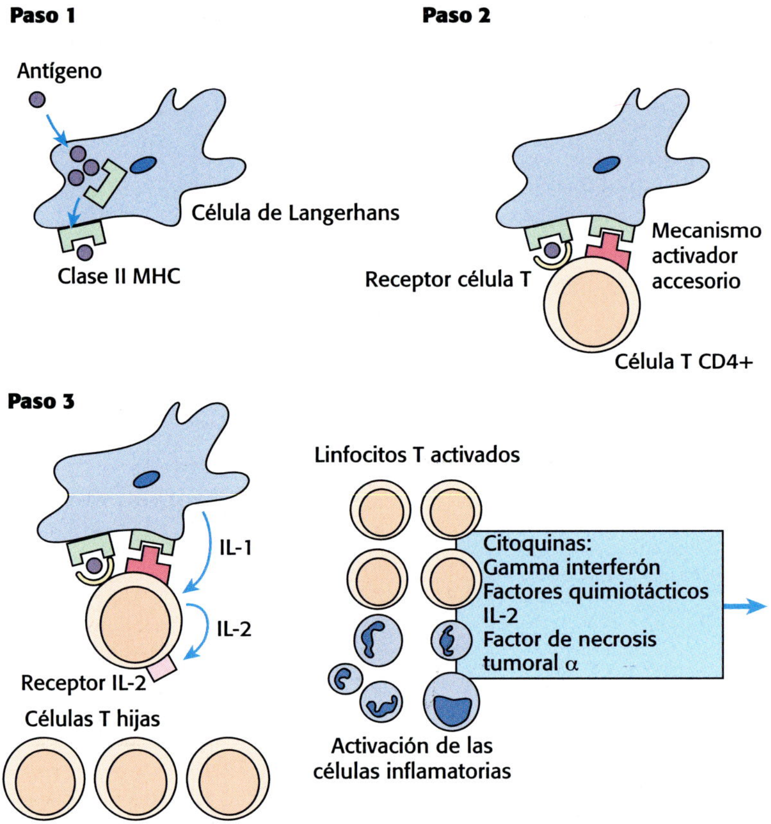

Figura 1.2. Reacción inmune mediada por células (tipo IV). En el paso 1, el antígeno es tomado por las células presentadoras de antígeno (por ej., las células de Langerhans de la piel), procesado y asociado al complejo mayor de histocompatibilidad de clase II (MHC). En el paso 2, estos complejos migran hacia el área paracortical de los ganglios linfáticos regionales a través de los linfáticos aferentes. El MHC y el antígeno son reconocidos por los receptores de la célula T CD4+. En el paso 3, la IL-1 (interleuquina 1) es liberada por la célula presentadora de antígeno. Las células T segregan IL-2, expresan receptores para la IL-2 y proliferan. Las células T hijas, incluyendo las células de memoria, son generadas. Ante la reexposición al mismo antígeno, la célula T de memoria reconoce al antígeno tras su procesamiento en los pasos 1 y 2. Los linfocitos T se activan y segregan citoquinas, que inducen los componentes de la inflamación.

Presentación clínica

Se desarrollan placas bien demarcadas de eritema, pápulas o papulovesículas en la zona de contacto con el alergeno. Existen muchos alergenos posibles y muchas posibles zonas afectadas, y el cuadro clínico es infinitamente variable. Algunas causas comunes de reacciones en diversas zonas se pueden apreciar en la fig. 1.3.

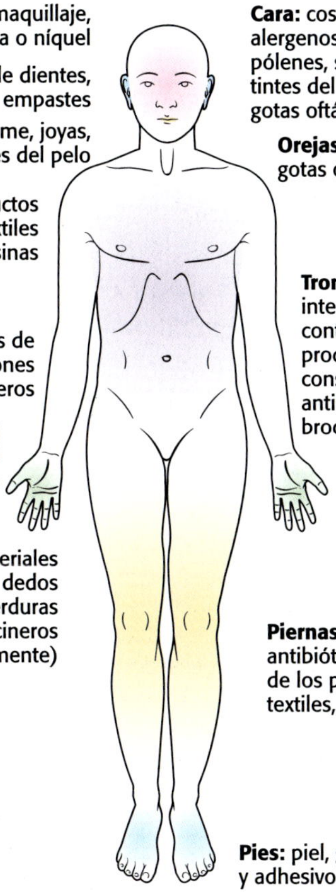

Figura 1.3. Algunos alergenos de contacto comunes en diversas regiones anatómicas.

Un solo episodio de contacto con un alergeno suele provocar el desarrollo de una erupción a los 1-3 días, pero con frecuencia la exposición continúa, con lo que los episodios aislados no son aparentes. En los episodios agudos, pueden desarrollarse erosiones a partir de las ampollas, y provocar una dermatitis exudativa. Existe un intenso picor asociado. Tras unos pocos días, las lesiones se hacen más crónicas y secas, y se desarrollan descamación y engrosamiento de la piel, con liquenificación, hiperqueratosis y fisuración. La gravedad del ataque depende de la intensidad de la exposición y del nivel de sensibilidad del individuo. Las áreas más frecuentemente afectadas son las áreas expuestas de la piel, en particular las manos, la cara y el cuello (fig. 1.4).

Ciertos datos clínicos pueden indicar el factor etiológico. Al contrario que las formas endógenas de dermatitis, la DDC suele ser asimétrica en su distribución. En la fase inicial de la reacción, esta puede estar localizada en la zona de contacto. Por lo tanto, es importante diferenciar dónde empezó la erupción. La distribución de la misma puede dar pistas acerca de la causa.

- Una erupción ampollosa con un patrón lineal en los antebrazos o las piernas (ver fig. 4.2 en la pág. 52) puede ser debida al contacto con plantas. Los miembros de la familia *Toxicodendron* (como la hiedra venenosa) son causas comunes de DDC aguda en los EE.UU.
- Una erupción en la cara, las orejas y el cuello puede estar causada por cosméticos faciales (que contienen excipientes, colorantes,

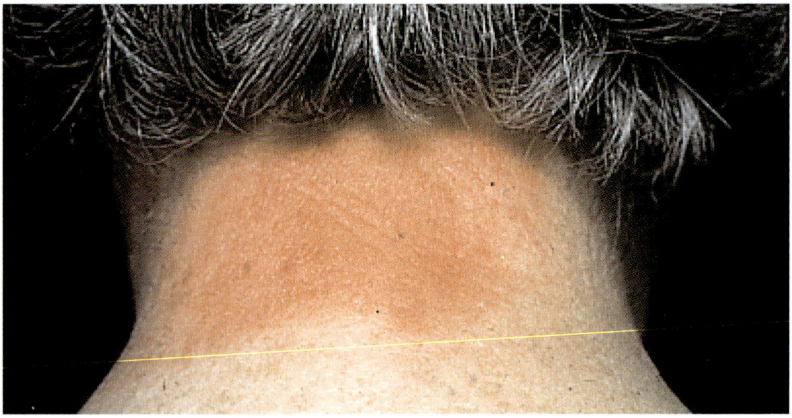

Figura 1.4. Dermatitis del cuello causada por contacto con crisantemo. Reproducido por cortesía del Instituto de Dermatología. St Thomas´Hospital. London. UK.

conservantes, perfumes y emulsificantes), alergenos aerotransportados (por ej., polen, agentes volátiles en la fabricación de resinas epoxi), curvadores de las pestañas (que contienen níquel o goma), aplicadores de maquillaje (goma) o tintes del cabello (que contienen con frecuencia parafenilendiamina).

- Deben considerarse los productos de cosmética ungueal si se afectan los párpados, la cara, el cuello y las manos (fig. 1.5).
- La dermatitis de las manos requiere un interrogatorio acerca de la profesión, los hobbies, y los productos de limpieza del hogar y de cosmética empleados (fig. 1.6).

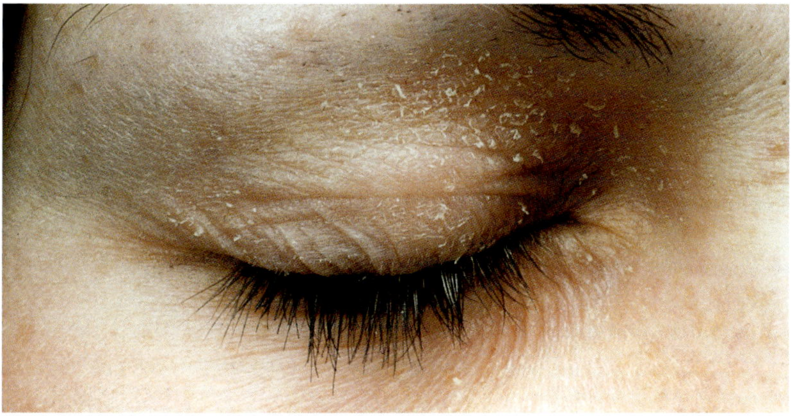

Figura 1.5. Dermatitis de contacto palpebral causado por laca de uñas. Reproducido por cortesía del Instituto de Dermatología. St Thomas´Hospital. London. UK.

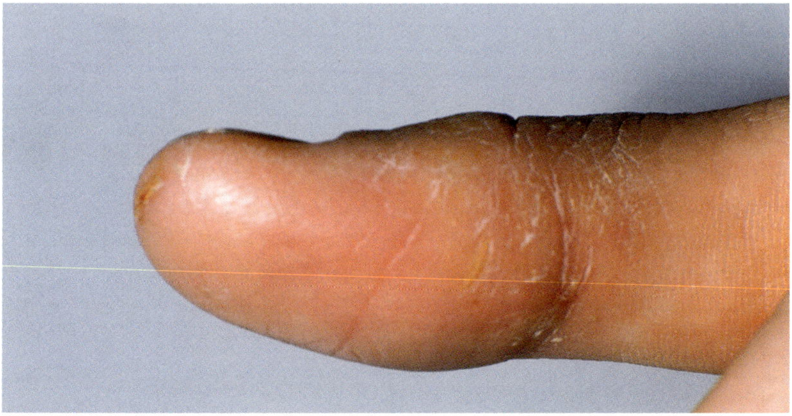

Figura 1.6. Dermatitis de contacto alérgica por una herramienta de goma.

- Cuando se afectan los pies, pueden ser responsables los aceleradores de la goma en las colas de goma, la resina de para-terciario-butilfenol (PTBP) formaldehído en las colas, el dicromato potásico en la piel teñida, y los tintes de los zapatos y los calcetines.
- La inflamación de las mucosas puede ser secundaria al aldehído cinámico de las pastas dentífricas o colutorios, o el níquel, mercurio, paladio u oro de los empastes dentarios.
- Pueden causar dermatitis con frecuencia los medicamentos tópicos, como cremas, parches adhesivos, gotas oculares, óticas, o agentes por vía rectal o vaginal.
- Los adhesivos empleados en las vendas (en particular la colofonia) son un problema frecuente.
- Puede ser relevante la manipulación de alimentos, plantas, fármacos y dispositivos médicos o dentales.

Las causas yatrogénicas de alergia de contacto son extremadamente importantes. Los medicamentos tópicos contienen muchos excipientes además del fármaco activo. Estos incluyen conservantes, como parabenos y clorocresol, perfumes, vehículos (o bases) como lanolina, y emulsificadores como cetosceril alcohol, todos ellos potencialmente alergénicos. Los constituyentes activos que pueden sensibilizar incluyen la hidrocortisona, u otros corticoides (con frecuencia múltiples), antibióticos como neomicina, framicetina, gentamicina y cloranfenicol, y antifúngicos tópicos como nistatina, miconazol y tioconazol. Los antihistamínicos tópicos y los anestésicos locales son asimismo posibles sensibilizantes. Estas reacciones explican en ocasiones el fallo del tratamiento ante una enfermedad cutánea.

Autosensibilización. La extensión secundaria a áreas de la piel que no han estado en contacto con el alergeno es común, especialmente si la reacción alérgica inicial es fuerte. Cuando se afectan áreas remotas de la piel, esto se conoce como autosensibilización o reacción ide. Existe una tendencia particular a que la erupción que empieza en las manos se extienda a los pies y viceversa. Pueden aparecer reacciones más diseminadas, de tipo eritematoso, urticariforme o eczematoso, y pueden remedar el eritema multiforme.

Diagnóstico

En muchos casos de DDC el diagnóstico es obvio, pero en otros puede estar más oculto. Algunos casos permanecen sin duda no reconocidos e infradiagnosticados, incluso tras investigaciones cuidadosas. Por desgracia, sólo pueden ser tratados de forma sintomática.

Historia. Una historia cuidadosa es la herramienta diagnóstica más importante. Es raro diagnosticar la alergia de contacto cuando no hay pistas en la historia. Sin embargo, se requiere un tiempo considerable para preguntar sobre la exposición a posibles alergenos en el trabajo, en casa y durante las actividades recreativas. Las sustancias aplicadas a la piel como los perfumes, el maquillaje y los medicamentos son particularmente importantes. Es útil determinar de forma tan exacta como sea posible la relación temporal entre la exposición a posibles alergenos y el desarrollo, o fluctuación, de la erupción. El efecto de los fines de semana y de las vacaciones puede ser muy relevante.

Investigaciones. Una vez la historia haya sido cuidadosamente considerada, la investigación mediante la prueba del parche no tiene valor para confirmar o excluir la implicación de posibles alergenos. Esta técnica consiste en colocar alergenos en parches sobre la piel (generalmente en la espalda) durante 48 horas. Los resultados suelen leerse a las 48 y a las 96 horas, y se califican según una escala de 4 puntos (tabla 1.1). Esto puede parecer simple, pero en la práctica la interpretación precisa de la prueba del parche requiere una considerable experiencia y conocimiento. Un problema particular es la distinción entre las reacciones alérgicas y las irritativas. Es vital interpretar los resultados a la luz de la historia, ya que son frecuentes

TABLA 1.1

La escala de 4 puntos usada para calificar la prueba del parche[1]

• No reacción	
• +	Reacción eritematosa palpable
• ++	La reacción se hace vesiculosa
• +++	La reacción es muy intensa, y se extiende más allá del parche

[1]Escala del Grupo Internacional de Investigación en Dermatitis de Contacto (ICDRG)

TABLA 1.2

Alergenos usados frecuentemente en la prueba del parche

Alergeno	Fuente probable del contacto
Bálsamo del Perú	Sabores, perfumes
Benzocaína	Medicamentos tópicos
Cromo	Cemento, piel, conservantes de la madera
Colofonia	Apósitos adhesivos, sombra y máscara de ojos, coloretes, varnices de resina, flujo de soldadura
Resina epoxi	Adhesivos, laminados, pinturas, tintas, plastificados, aislantes eléctricos, cloruro de polivinilo (PVC)
Formaldehído	Conservante en detergentes, champús, textil
Mezcla de perfumes	Perfumes
Hidrocortisona	Corticoides tópicos
Isotiazolinona	Conservante en cosméticos
Mezcla mercapto	Goma
Mercaptobenzotiazol (MBT)	Gomas, aceites, anticongelante
Neomicina	Antibióticos tópicos
Sulfato de níquel	Pendientes, cremalleras, broches, clips, grapas, monedas, llaves, tijeras, manillas de las puertas, hebillas, pasadores
Parabenos	Conservantes en cosméticos, cremas, pomadas
Parafenilendiamina (PPD)	Tintes del cabello
Primita	Plantas de la familia de las prímulas
Resina de para-terciario-butilfenol (PTBT)	Adhesivos por contacto, papel fotocopiador, adhesivos en las correas de los relojes y zapatos
Quaternium 15 (Dowicil 200)	Conservante liberador de formalina en champús y cosméticos
Quinolonas	Clioquinol o clorquinadol como antisépticos en medicamentos

TABLA 1.2 (CONTINUACIÓN)

Lactosas sesquiterpéticas	Plantas de la familia de los crisantemos *(Compositae)*
Mezcla tiurám	Pegamento, papel adhesivo, tiritas, gomas, fungicidas, jabones, repelentes para animales
Alcoholes de la lana (lanolina)	Cremas emolientes

resultados positivos irrelevantes, y también pueden aparecer falsos positivos o negativos. En lo posible, se hace el test con reagentes estandarizados preparados especialmente para este propósito. Pueden aplicarse en la concentración óptima, cuidadosamente determinada, con el fin de reducir el riesgo de reacciones irritativas y para reducir el riesgo de sensibilizar al paciente a la sustancia. Algunos alergenos comunes y sus fuentes de exposición se enumeran en la tabla 1.2. En determinadas ocasiones puede ser útil hacer la prueba directamente con las sustancias a las que los pacientes están expuestos. Esto se suele hacer, por ejemplo, utilizando pequeñas muestras de materiales cortados de los zapatos del paciente.

El diagnóstico diferencial de la DDC incluye otros tipos de dermatitis. La distinción de la dermatitis alérgica de la irritativa puede ser particularmente problemática en las manos: las diferencias se resumen en la tabla 1.3. Las infecciones dermatofíticas deben también considerarse, especialmente en las manos y los pies. Los dermatofitos comparten con la dermatitis de contacto la tendencia a provocar erupciones asimétricas. La psoriasis limitada a las manos y los pies puede ser difícil de distinguir de la dermatitis.

Es importante distinguir claramente entre la DDC causada por gomas y la reacción conocida como hipersensibilidad al látex. El látex es el material del que se hace la goma, y se obtiene de la savia del árbol de la goma *(Hevea brasiliensis)*. En el proceso de fabricación de la goma, se incorporan diversos aditivos químicos al látex. Estos incluyen antioxidantes, vulcanizadores, aceleradores, retardadores, etc. Estas sustancias químicas, en particular tiurám, carbamatos y mercaptos, son la causa más frecuente de DDC a gomas. Esta, como todas las DDC, es una reacción de hipersensibilidad retardada tipo IV. El látex natural y algunos de los procesados contienen también

TABLA 1.3

Diferencias entre la dermatitis irritativa y alérgica*

Características	Dermatitis irritativa de contacto	Dermatitis de contacto alérgica
Etiología	• Inducida por una lesión física y química en la piel • No mediada inmunológicamente	Reacción inmunológica tipo IV mediada por células ante un antígeno
Incidencia	Muy común	Común
Inicio tras la primera exposición	Sí, pero con frecuencia es acumulativa	Rara
Dependencia de la dosis	Dependiente de la dosis: el resultado de una sola exposición a un irritante fuerte o de una exposición acumulativa a un irritante débil	No dependiente de la dosis: ocurre tras la sensibilización, y la reacción depende principalmente de una susceptibilidad individual
Características clínicas	• Quemazón y pinchazos • Lesiones oligomórficas parcheadas con eritema, descamación y cortes • Poca tendencia a la diseminación	• Picor • Lesiones difusas, polimorfas, con eritema, pápulas, vesículas, costras, exudación, erosiones y liquenificación • Tendencia a la extensión
Áreas afectadas	Piel expuesta, especialmente dorso de las manos, puntas de los dedos, espacios interdigitales y eminencia tenar	Piel expuesta especialmente palmas, puntas de los dedos, cara laterales de los dedos
Curso	Crónico, agravado por cambios climáticos, humedad, detergentes y guantes	Recidivante, cura los fines de semana o las vacaciones
Otros trabajadores en el mismo medio	Muchas personas afectadas en el mismo ambiente laboral	Una o varias personas afectadas en el ambiente laboral
Investigaciones	Prueba del parche negativa	Prueba del parche positiva

*Mencionar que la situación no siempre está tan clara, y que la dermatitis irritativa, alérgica u otras formas coexisten con frecuencia en el mismo paciente proteínas que pueden causar una reacción de hipersensibilidad inmediata tipo I. Esta reacción, si es grave, puede tomar la forma de una anafilaxia, y se conoce como sensibilidad al látex (síndrome de urticaria de contacto).

Tratamiento

Los tratamientos se resumen en la tabla 1.4. En muchos casos, un diagnóstico exacto, seguido de la evitación del contacto con el alergeno, conseguirá la resolución de los síntomas. Por desgracia, los síntomas persisten en algunos casos. Esto puede ser debido a que la dermatitis tarda algún tiempo en resolverse. Por ejemplo, la sensibilidad al cromo, que se desarrolla en los albañiles que tocan cemento rico en cromo, puede inducir una dermatitis que persiste durante años después de dejar de tocar el cemento. En otros casos, la persistencia es el resultado del contacto continuado con el alergeno. Algunos alergenos como el níquel y la goma son tan ubícuos que puede ser muy difícil evitarlos.

Cuando persisten los síntomas, los pacientes deben cuidarse la piel, reduciendo al mínimo la exposición a los irritantes que pueden exacerbar la dermatitis. La aplicación libre y frecuente de emolientes es importante, junto con el uso de sustitutos del jabón. Las cremas de barrera pueden ser útiles.

Los corticoides tópicos (a los que nos referiremos en adelante como corticoides) pueden ser útiles. El fármaco que con la menor potencia pueda controlar de forma adecuada los síntomas debe ser el

TABLA 1.4

Tratamientos para la dermatitis de contacto alérgica

- Evitar el contacto con los alergenos identificados
- Cuidados generales de la piel: emolientes, sustitutos del jabón, cremas barrera
- Corticoides tópicos
- Inmunomoduladores tópicos (tacrolimus, pimecrolimus)
- Antibióticos sistémicos o tópicos
- Antisépticos tópicos
- Fomentos (permanganato potásico, solución de Burow, agua)
- Inmunosupresores sistémicos

empleado. Para la dermatitis de contacto a níquel, los corticoides combinados con clioquinol (un quelante del níquel) pueden ofrecer algunas ventajas. Es probable que pimecrolimus o tacrolimus tópico sean útiles en algunos casos.

Los antibióticos tópicos o sistémicos o los antisépticos tópicos pueden hacer falta para tratar las infecciones bacterianas secundarias. Las compresas de permanganato potásico 1:10.000, solución de Burow o agua, durante 5-20 min. una o dos veces al día, pueden ser calmantes, reducir la exudación, e inhibir la infección bacteriana secundaria. Esto puede ser especialmente útil en las erupciones agudas de las manos.

La inmunosupresión sistémica con corticoides, ciclosporina y fármacos citotóxicos es necesaria sólo de forma ocasional.

Educación del paciente

Una vez identificado o sospechado un agente causal, debe aconsejarse al paciente acerca de las posibles fuentes de contacto. Si disponemos de enfermeras especialistas en dermatología, éstas pueden desempeñar un papel muy valioso. Es útil dar a los pacientes una información escrita sobre los alergenos relevantes. Los pacientes deben leer los prospectos con frecuencia, porque algunos fabricantes pueden reformular sus productos. Pueden ser necesarios consejos acerca de productos alternativos que puedan emplearse como sustitutos y otros compuestos similares que puedan causar reacciones cruzadas. Evitar los alergenos de los cosméticos se ha hecho más fácil con las regulaciones que obligan a que los fabricantes enumeren todos los componentes en el etiquetado. La limitación o prohibición de ciertos alergenos ha ayudado también a reducir la frecuencia de la dermatitis. Por ejemplo, no se añade ya níquel al oro empleado en joyería.

Cuando es difícil evitar el contacto con un alergeno, por ejemplo en una peluquera sensible a los colorantes del pelo, el uso de guantes de goma o de vinilo puede ser de ayuda, aunque es importante tener en cuenta que ciertas sustancias químicas pasan a través de estos guantes. En ocasiones es aconsejable cambiar de oficio.

Para los pacientes sensibles al níquel, el uso de un *kit* de test del níquel puede tener gran valor para identificar los objetos metálicos del entorno que liberan níquel. Una solución de dimetilglioxima se aplica a un algodón y se frota con él el objeto metálico. El algodón se vuelve de color rosa si se libera una cantidad significativa de níquel.

Pronóstico

La DDC puede, en la mayoría de ocasiones, ser «curada» mediante la evitación cuidadosa del alergeno causante. Cuando el alergeno es fácil de evitar, la dermatitis puede remitir rápidamente, y el pronóstico es excelente. En la práctica, sin embargo, no todos los casos se resuelven. La recidiva o la cronicidad es con frecuencia el resultado de la incapacidad para evitar la reexposición a los alergenos o irritantes causantes.

Puntos clave – dermatitis de contacto alérgica

- La forma más común de dermatitis de contacto alérgica es la alergia al níquel.
- La dermatitis alérgica de contacto comienza en el área de contacto con el alergeno.
- Los medicamentos tópicos son causas comunes de alergia de contacto.
- La prueba del parche suele ser la requerida para confirmar el diagnóstico.
- El tratamiento se dirige a la retirada de la causa en la medida de lo posible.

Referencias clave

Higgins EM, McLelland J, Friedmann PS et al. Oral cyclosporine inhibits the expression of contact hypersensitivity in man. *J Dermatol Sci* 1991;2:79–83.

Lachapelle J-M, Maibach H. *Patch Testing and Prick Testing*. New York: Springer, 2003.

Lepoittevin JP, Drieghe J, Dooms-Goosens A. Studies in patients with corticosteroid contact allergy. Understanding cross-reactivity among different steroids. *Arch Dermatol* 1995;131:31–7.

Memon AA, Molokhia MM, Friedmann PS. The inhibitory effect of topical chelating agents and antioxidants on nickel-induced hypersensitivity reactions. *J Am Acad Dermatol* 1994;30:560–5.

Queille-Roussel C, Graeber M, Thurston M et al. SDZ ASM 981 is the first non-steroid that suppresses established nickel contact dermatitis elicited by allergen challenge. *Contact Dermatitis* 2000;42:349–50.

Vidmar DA, Iwane MK. Assessment of the ability of topical skin protectant (TSP) to protect against contact dermatitis to urushiol (rhus) antigen. *Am J Contact Dermat* 1999;10:190–7.

Wahlberg J, Elsner P, Kanerva L, Maibach H. *Management of Positive Patch Test Reactions.* New York: Springer, 2003

Wilkinson SM, Hollis S, Beck MH. Reactions to other corticosteroids in patients with allergic contact dermatitis from hydrocortisone. *Br J Dermatol* 1995;132:766–71.

2 Dermatitis de contacto por irritante

Epidemiología

La dermatitis de contacto por irritante es una forma común de dermatitis de contacto, que supone el 75% de las dermatitis exógenas. Las personas que trabajan en constante contacto con aceites o disolventes, o las que tienen las manos en contacto continuo con agua o detergentes son particularmente vulnerables. Las personas que desempeñan ciertas ocupaciones como enfermeros, peluqueros y mecánicos, son por lo tanto las más frecuentemente afectadas. Los irritantes también se encuentran en casa, con lo que las personas que pasan el día cuidando niños suelen desarrollar dermatitis por irritante de las manos. Aquellas con historia de eczema atópico, incluso en la infancia, parecen tener predisposición al desarrollo de dermatitis por irritante de las manos, y esto puede ser un problema si trabajan en un empleo no adecuado.

En el medio industrial, la dermatitis por irritante debería prevenirse en todos los individuos, o en los más vulnerables. Debe planearse el trabajo de forma que se evite la exposición constante o repetida a los irritantes, mediante el material menos irritante posible, instalando escudos protectores, y usando guantes y ropas adecuadas. Se suele evidenciar la falta de cuidado en este aspecto cuando varios empleados que trabajan en la misma tarea desarrollan dermatitis; este es el objeto de gran parte de los litigios.

Fisiopatología

La dermatitis por irritante es el resultado de un daño químico o físico en la piel. Al contrario que la dermatitis alérgica, el mecanismo no es primariamente inmunológico, y la inflamación se desarrolla como un hecho secundario. El daño químico en la piel puede ser debido a ácidos, álcalis, detergentes, disolventes, antisépticos, adhesivos y aceites industriales utilizados para refrigeración o lubricación. Las causas físicas incluyen la fricción, el contacto con polvos abrasivos y el calor. Todas las personas desarrollarán dermatitis si se exponen a estos irritantes con una intensidad suficiente, aunque existe una considerable variación interindividual en la cantidad de exposición requerida. La dermatitis se desarrolla más comúnmente como resultado de una exposición leve y repetida, que tiene un efecto acumulativo, pero las reacciones agudas también se observan, y están causadas por una exposición intensa y única al irritante.

Presentación clínica

La dermatitis aguda de contacto por irritante se desarrolla como resultado de una sola exposición súbita a un irritante o un producto químico cáustico, o una serie de contactos físicos o químicos breves (fig. 2.1). Esta respuesta puede venir potenciada por la oclusión. Existe una sensación de quemadura o de pinchazo inmediata. La reacción inicial suele estar limitada al área de contacto. Las zonas más frecuentemente afectadas son las puntas de los dedos y el dorso de las manos, especialmente alrededor de los anillos. Los hallazgos clínicos incluyen desde un eritema transitorio hasta el edema, inflamación, dolor, formación de vesículas, y en casos graves, exudación, ampollas y necrosis.

La dermatitis acumulativa de contacto por irritante se desarrolla como resultado de la lesión química o física repetida (fig. 2.2). Las zonas más afectadas son la cara dorsal de las manos (fig. 2.3), las puntas de los dedos, la cara y los párpados. Inicialmente se observan placas localizadas de piel seca, roja, ligeramente inflamada. Pueden desarrollarse dolorosas fisuras en las palmas y los dedos. La erupción

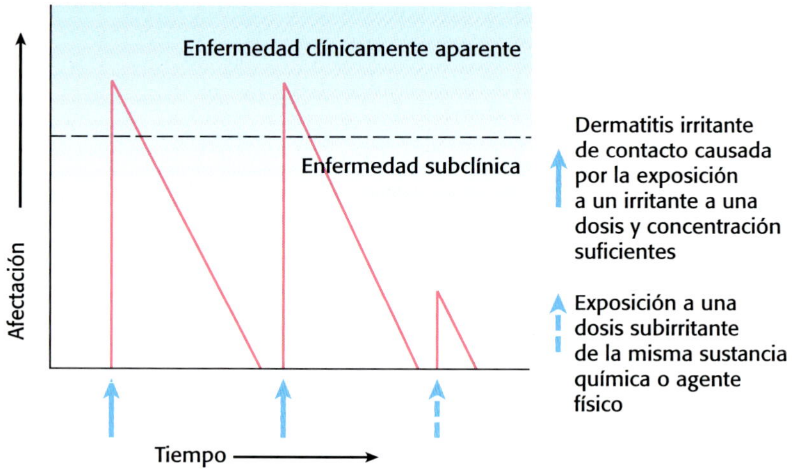

Figura 2.1. Dermatitis de contacto aguda.

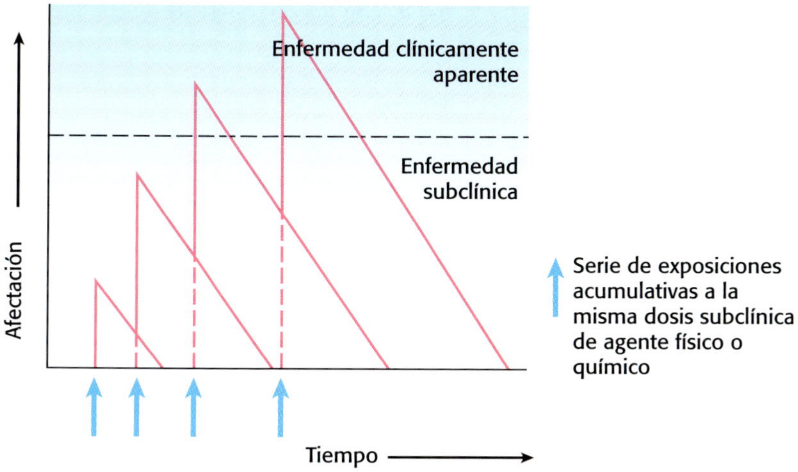

Figura 2.2. Dermatitis irritativa de contacto acumulativa.

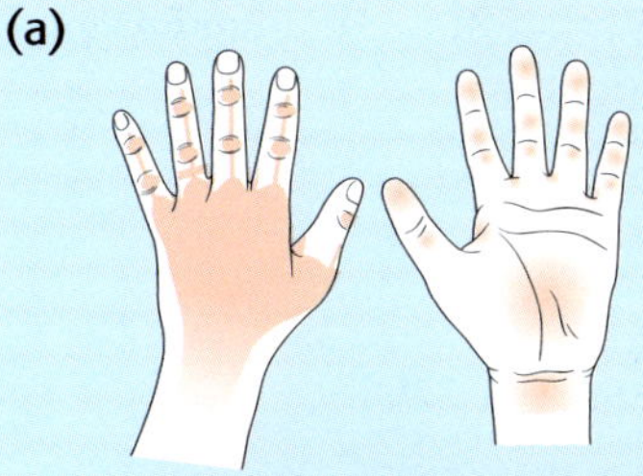

Figura 2.3 (a) Distribución típica de la dermatitis de contacto por irritante en las manos **(b)** Dermatitis de contacto por irritante crónica en una peluquera, causada por tener las manos constantemente mojadas, y expuestas a champús y otros irritantes.

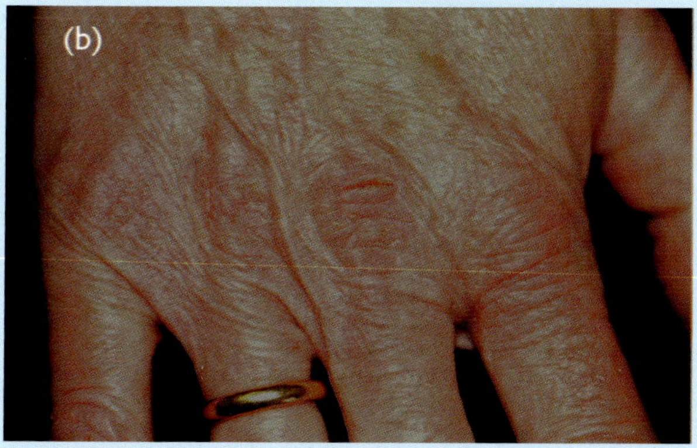

tiende a ser más dolorosa que pruriginosa. Existe menor tendencia a la diseminación que en el eczema constitucional o la dermatitis de contacto alérgica.

Las **variantes** incluyen las siguientes:

Dermatitis por succión de los labios. Es una variante común de dermatitis por irritante que se observa en niños (fig. 2.4). Afecta a la piel perioral y oral, y está causada por succionar o morder repetidamente la piel perioral. Se observa con frecuencia en los niños que padecen además dermatitis atópica.

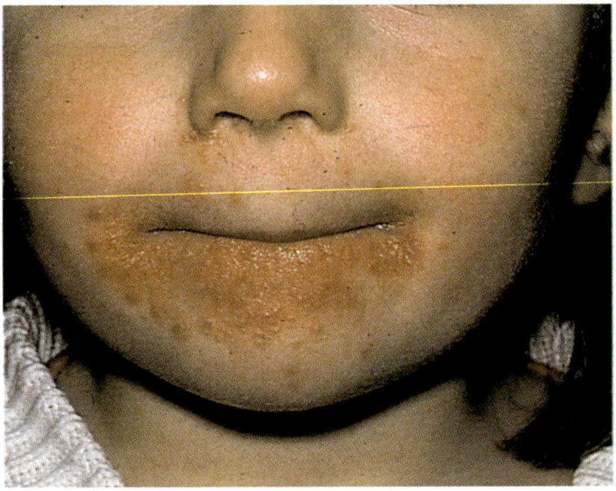

Figura 2.4. Dermatitis por succión en labios.

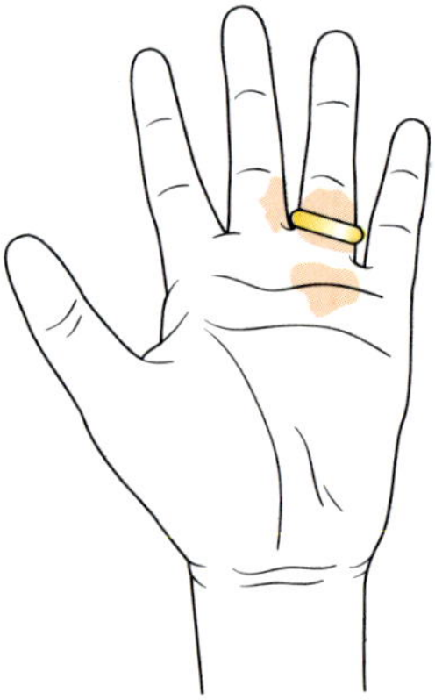

Figura 2.5. Dermatitis del anillo.

Dermatitis del anillo (fig. 2.5). Afecta con mayor frecuencia a mujeres jóvenes, después de la boda o el nacimiento de los niños. En esencia, es una dermatitis de contacto por irritante en la que hay oclusión por el anillo de casada. El jabón atrapado debajo del anillo, el contacto con detergentes y la fricción están implicadas en conjunto. Una placa de eczema por irritación se desarrolla bajo el anillo y progresa hacia el dedo medio y las áreas adyacentes de la palma. Puede haber placas de dermatitis en otras zonas.

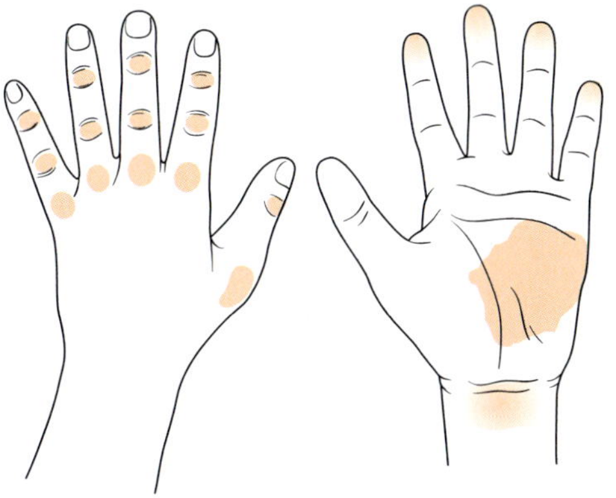

Figura 2.6. Dermatitis del ama de casa.

Manos «del ama de casa». Las amas de casa y las limpiadoras están afectadas con frecuencia por este problema (fig. 2.6). Está causado por la exposición de manos al agua, los detergentes, los irritantes y los traumatismos. Aparecen grietas secas y superficiales en las palmas, sobre un fondo de eritema. Es común la sequedad y los cortes en la superficie dorsal de los nudillos, y puede haber eczema asociado de los pulpejos de los dedos o eczema del anillo.

Pulpitis digital o dermatitis de las puntas de los dedos. Suele ser exógena y puede ser por irritante o alérgica. Cuando es por irritante, suele ser una respuesta a la exposición regular y acumulativa a los factores causantes (fig. 2.7). El traumatismo y la fricción desempeñan un papel contributivo. La dermatitis tiende a empeorar en el invierno, y mejora en épocas de vacaciones. Las superficies palmares de las puntas de los dedos se vuelven secas y agrietadas. Las fisuras pueden ser dolorosas. Esto puede asociarse con un eczema palmar que se extiende por la superficie palmar de los dedos. La mano dominante suele estar afectada en mayor grado.

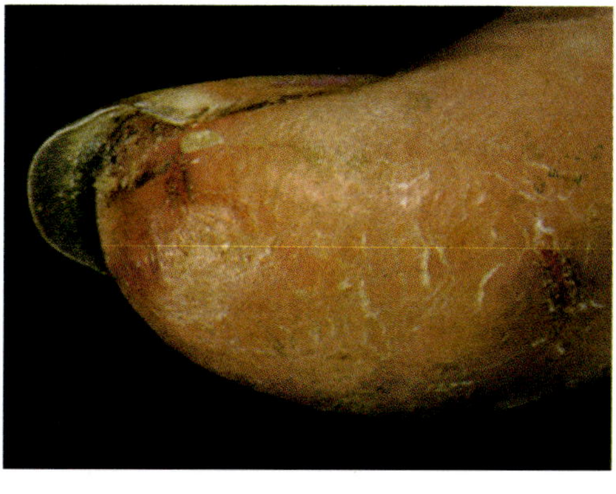

Figura 2.7. Dermatitis de las puntas de los dedos del primer dedo, causada por la exposición repetida al ajo. Esta reacción puede ser por irritante o alérgica. Reproducido con permiso de Jackson WF. Colour Atlas of Allergic Skin Disorders. London: Wolfe, 1992.

Diagnóstico

El diagnóstico se basa en una historia cuidadosa y en el aspecto clínico. Pueden ser útiles las pruebas del parche para excluir la dermatitis alérgica. La historia y, cuando sea necesario, la determinación de IgE en suero, pueden ayudar a identificar una predisposición atópica.

Tratamiento

El tratamiento más importante es eliminar la causa; si esto no puede conseguirse, la dermatitis por irritante puede no llegar a resolverse nunca. Los pacientes también necesitan consejos sobre el cuidado de la piel. La aplicación libre y frecuente de emolientes y el uso de sustitutos del jabón debe ser la norma a aconsejar. Las cremas barrera pueden ser útiles, y deben recomendarse, pero tienen un valor limitado si se usan solas.

Los corticoides tópicos moderados y potentes se usan con frecuencia en un intento de suprimir el proceso inflamatorio, aunque sólo hay evidencias limitadas que indiquen su utilidad. No deberían emplearse como un sustituto del cuidado de la piel.

Para las erupciones muy agudas o exudativas, los fomentos o compresas con agua de Burow o solución de permanganato potásico 1:10.000 durante 5 min. una o dos veces al día pueden tener un efecto calmante, y ayudan a prevenir la infección bacteriana secundaria.

Educación de los pacientes

La educación debe centrarse en los consejos sobre cómo evitar la exposición a los irritantes. Cuando aparecen episodios de exposición, el irritante debe ser rápida y cuidadosamente eliminado por lavado.

Cuando hay una exposición regular industrial o doméstica a los irritantes, el uso de guantes protectores adecuados es esencial. Deben ser resistentes al agua y a la penetración de aceites, disolventes, fricción, calor y otras posibles fuentes de lesión. Los guantes deben cambiarse a intervalos regulares, y de inmediato si están dañados o han sido penetrados por los irritantes. Los guantes de goma o PVC son adecuados en la mayor parte de los medios domésticos y muchos medios comerciales. En algunos casos, se necesitan guantes más especializados, por ejemplo, para resistir el calor de la soldadura o la penetración por parte de ciertas sustancias químicas específicas o disolventes. Los pacientes suelen quejarse de que no pueden trabajar con guantes si deben manipular con precisión ciertas máquinas o componentes. Esto suele indicar que debe pensarse otra manera de desempeñar estas tareas, utilizando diferentes herramientas o diseñando de nuevo la maquinaria.

A largo plazo, puede ser útil un consejo sobre el tipo de trabajo para cada persona. Las personas con un gran riesgo de dermatitis por irritante, en particular los pacientes que han experimentado episodios previos o que tienen dermatitis atópica, deberían evitar ciertas ocupaciones que incluyen el trabajo en condiciones de humedad, o en las que están expuestos a aceites o disolventes, como la mecánica, la construcción, la enfermería, o especialmente la peluquería.

Pronóstico

En la dermatitis por irritante aguda no complicada, la curación suele tener lugar a las 2 semanas si cesa el contacto con el irritante. Sin embargo, la piel permanecerá vulnerable a otras agresiones durante varias semanas.

En los casos crónicos, una vez establecida la dermatitis, el pronóstico es menos alentador. Incluso con un cambio de profesión, la dermatitis puede persistir durante años o remitir y recidivar enseguida ante mínimas exposiciones como el contacto con un detergente doméstico. Los pacientes atópicos tienen posiblemente el peor pronóstico.

Dermatitis del pañal

Es una forma especial de dermatitis por irritante que afecta al área del pañal (fig. 2.8). Afecta a niños de ambos sexos y de cualquier raza. La enfermedad afecta al 50% de los bebés en algún grado en algún momento de su vida. Suele comenzar después de las 3 semanas de vida, con un pico de prevalencia alrededor de los 7-12 meses de edad.

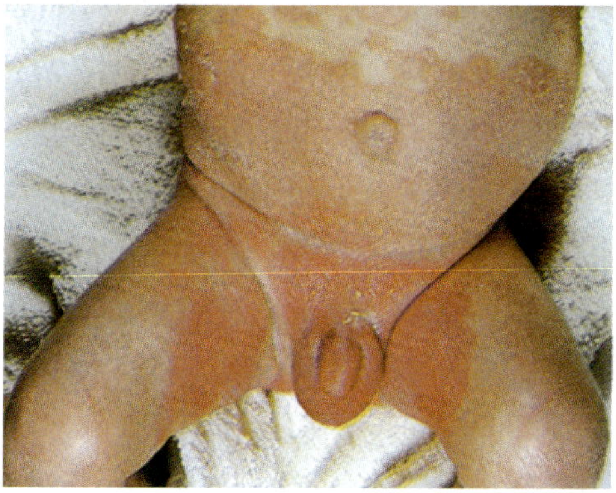

Figura 2.8. Dermatitis del pañal. Los pliegues están respetados, sugiriendo una causa exógena. Reproducido con permiso de Jackson WF. Colour Atlas of Allergic Skin Disorders. London: Wolfe, 1992.

El área afectada es la piel cubierta por el pañal, que incluye nalgas, periné, parte baja del abdomen y zona proximal de los muslos. Las áreas intertriginosas tienden a estar respetadas. Existe un eritema confluyente con un aspecto brillante, seguido de una descamación de la piel. Ocasionalmente, el eritema puede progresar a úlceras, y las pequeñas vesículas rotas se convierten en úlceras redondas con bordes elevados y crateriformes. En los casos más leves y crónicos, puede haber una descamación fina. La hiperpigmentación postinflamatoria puede aparecer en los pacientes con pigmentación racial.

La dermatitis del pañal es una dermatitis de contacto por irritante que es provocada por el contacto prolongado de la piel con las heces y la orina. Las bacterias fecales pueden disociar la urea de la orina en amoníaco, que causa un aumento del pH, aumentando la actividad de las proteasas y lipasas fecales. La fricción se considera también un factor contributivo principal, ya que la dermatitis tiende a aparecer en áreas opuestas de la piel. La humedad cutánea aumenta la susceptibilidad a la abrasión, altera la función barrera, y aumenta la permeabilidad y la reacción a los irritantes. Los jabones o detergentes pueden exacerbar la enfermedad. La dermatitis también puede empeorar por la sobreinfección por *Candida,* y entonces el aspecto es eritematoso brillante, con bordes bien definidos, rodeados por pápulas y pústulas puntiformes satélites.

Diagnóstico diferencial. El diagnóstico se basa en las características clínicas, pero hay diversas enfermedades que pueden remedar una dermatitis del pañal (tabla 2.1). La infección por *Candida* puede excluirse con un examen microscópico directo con KOH al 10%, que descarte la presencia de hifas fúngicas. Alternativamente, pueden enviarse frotis para cultivo micológico, pero el resultado positivo puede indicar sólo un grado de colonización secundaria, más que una infección. El examen microscópico es más útil para diferenciar la colonización de la infección. La dermatitis seborreica suele presentarse en forma de lesiones más grasientas, de color salmón, con una descamación amarillenta, que afectan a las áreas intertriginosas. La infección estafilocócica puede complicar una dermatitis del pañal, y se presenta con pústulas que se rompen, dejando collaretes de descamación y una base roja y denudada. El examen microscópico puede evidenciar los estafilococos, o se puede tomar un frotis para cultivo. De nuevo, el examen microscópico es más útil para diferenciar la infección de la colonización secundaria. Una vez están cursadas las investigaciones, pueden prescribirse antibióticos tópicos.

TABLA 2.1

Enfermedades que pueden imitar una dermatitis del pañal

- Infección por *Candida*
- Dermatitis seborreica
- Infección estafilocócica
- Dermatitis de contacto alérgica
- Psoriasis
- Miliaria
- Dermatitis atópica
- Acrodermatitis enteropática
- Epidermólisis ampollosa
- Histiocitosis X (enfermedad de Letterer Siwe)
- Enfermedad de Kawasaki (síndrome ganglionar mucocutáneo)
- Dermatofitosis
- Sífilis
- Escabiosis

Otras numerosas erupciones pueden aparecer en el área del pañal (tabla 2.1). Los casos que no responden al tratamiento deben ser remitidos al dermatólogo.

El **tratamiento** sigue los principios de otras formas de dermatitis por irritante. En primer lugar, debe evitarse la exposición al irritante. Los pañales deben cambiarse con regularidad, cada hora en los recién nacidos y cada 3-4 horas en los bebés. El uso de pañales desechables super-absorbentes debe ser la norma. El lavado con cada cambio de pañal debe hacerse con un algodón empapado en agua tibia sin jabón, limitando el uso de un jabón suave a no más de dos veces al día. Pueden aplicarse lubricantes o las pastas barrera como óxido de zinc o aceite de castor. Pueden usarse corticoides de potencia baja como hidrocortisona al 1% en crema, pero rara vez es necesario utilizar preparados más potentes. Si hay una infección secundaria por *Candida,* pueden emplearse clotrimazol o miconazol solos o combinados con el corticoide.

Puntos clave – dermatitis de contacto por irritante

- La dermatitis de contacto por irritante es el resultado de la lesión física de la piel.
- La lesión puede ser grave y aguda, o leve y repetitiva.
- El tratamiento requiere la retirada de la causa

Referencias clave

Elsner P, Maibach HI, eds. *Irritant Dermatitis: New Clinical and Experimental Aspects*. Basel: Karger, 1995.

Frosh PJ, Kurte A, Pliz B. Efficacy of skin barrier cream (III). The repetitive irritation test in humans. *Contact Dermatitis* 1993;29:113–8.

Mellstrom GA, Wahlberg JE, Maibach HI. *Protective Gloves for Occupational Use*. Boca Raton, Florida: CRC Press Inc, 1994.

Van der Valk PGM, Maibach HI. Do topical corticosteroids moderate skin irritation in human beings? *J Am Acad Dermatol* 1989:21:519–22.

3 Dermatitis atópica

El eczema atópico es la forma más común de eczema en los niños, y se denomina simplemente «eczema», especialmente por parte de los propios pacientes.

Epidemiología

El eczema atópico se observa principalmente en la infancia. El inicio tiene un pico en los 2 primeros años de la vida. Algunos padres afirman que su hijo «nació con la piel seca». La atopia parece haber aumentado espectacularmente en las últimas décadas en la sociedad occidental. Un reciente estudio sobre historias clínicas de niños en edad preescolar en Leicester, Inglaterra, indicaba que aproximadamente el 30% tenía un diagnóstico de eczema registrado antes de los 5 años de edad. Ambos sexos se afectan por igual. La enfermedad tiende a remitir, aunque no hay una edad específica en la que esto ocurra; sin embargo, algunos casos, especialmente aquellos que son graves, persisten en la edad adulta. Ocasionalmente, el eczema atópico puede reactivarse repentinamente tras muchos años de remisión. Puede aparecer también por primera vez en la edad adulta. Ya que esta enfermedad supone entre el 10 y el 20% de las consultas a los servicios de dermatología hospitalaria, y el 30% de todas las consultas dermatológicas, las implicaciones económicas son considerables. Esta carga financiera aumenta aún más con el tiempo perdido en la escuela y el trabajo en los casos más graves.

El desarrollo de eczema atópico parece estar influenciado por factores genéticos y ambientales, aunque ninguno de ellos se comprende en su totalidad. Los estudios en gemelos demuestran una mayor concordancia de la enfermedad en los gemelos monozigóticos (85%) que en los dizigóticos (21%). Puede haber diferencias étnicas en cuanto a la predisposición. En el Reino Unido la incidencia parece ser más elevada en la población inmigrante afro-caribeña. Los inmigrantes asiáticos (originarios del subcontinente Hindú) no parecen sufrirla con mayor frecuencia que la población indígena, pero tienen una historia familiar positiva con menor frecuencia, y la consiguiente falta de familiaridad con la enfermedad puede aumentar la demanda de consejo médico.

Los factores ambientales que influyen en el riesgo de desarrollar eczema atópico son fuente de un gran debate. Parecen existir diferencias considerables en la prevalencia del eczema atópico tanto entre países como entre diferentes regiones del mismo país. El eczema atópico parece ser una enfermedad de la sociedad occidental y, dentro de estas sociedades, las familias de posición socioeconómica más elevada son las más afectadas. Parece que el primer hijo tiene un mayor riesgo. Estas observaciones han dado lugar a una teoría según la cual la atopia puede ser una manifestación de un sistema inmune sano que raramente se ha enfrentado con la infección.

Fisiopatología

El eczema atópico parece ser el resultado de una interacción entre el sistema inmune de los individuos genéticamente predispuestos y una amplia gama de antígenos. Los aeroalergenos como los pólenes, las proteínas de las heces de los ácaros del polvo doméstico y los microorganismos suelen tener parte en el problema. Por desgracia, existen probablemente numerosos antígenos diferentes involucrados, incluso en el mismo individuo, y también pueden ser importantes los autoantígenos. La enfermedad no es por lo tanto una «alergia» específica como la dermatitis de contacto. Se considera más un defecto de la regulación del sistema inmunitario que conduce a una hiperreactividad aparente.

Las influencias ambientales como la intensidad de la exposición a los ácaros domésticos parecen también influenciar el curso de la enfermedad. Las deyecciones de los ácaros del polvo abundan en las casas con alfombras o moquetas, muebles que acumulan polvo y muñecos de peluche. La presencia de antígenos bacterianos, como los superantígenos producidos por *Staphylococcus aureus,* parecen constituir un factor agravante significativo en algunos casos. La implicación de ciertos alergenos alimentarios ingeridos es controvertida, pero podrían estar implicados en algunos bebés y en niños de corta edad.

Presentación clínica

El prurito es un síntoma constante, y en general muy destacable. La excoriación es habitualmente un signo destacable. Otros signos de presentación son eritema, sequedad, fisuración, descamación y liquenificación. La exudación es importante en las exacerbaciones agudas. La distribución suele ser simétrica. Las zonas más afectadas son las fosas antecubitales y poplíteas (fig. 3.1), las muñecas y tobillos, el cuello y la cara, en especial el área periorbitaria (fig. 3.2) y las orejas. La afectación de la areola y las mamas es un dato muy

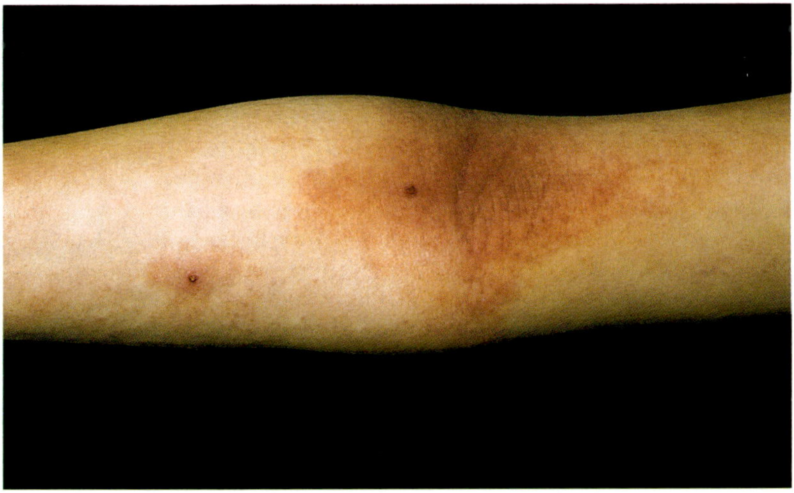

Figura 3.1. El eczema atópico afecta con frecuencia a las fosas antecubitales.

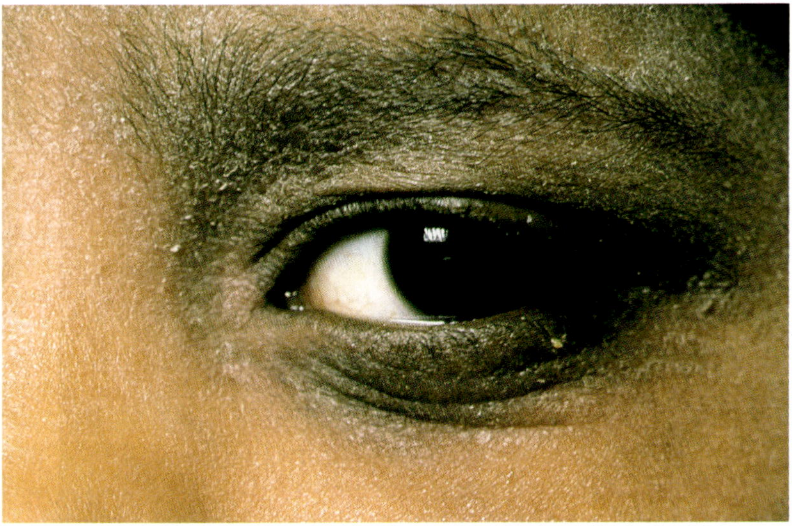

Figura 3.2. Eczema atópico que afecta la piel periorbitaria. Sequedad, oscurecimiento periorbitario y pliegue de piel infraorbitario (signo de Dennie Morgan) evidentes.

característico del eczema atópico. La distribución en los niños y los adultos se muestra en las figs. 3.3 y 3.4 respectivamente.

Muchos adultos con eczema atópico tienen una historia de otras enfermedades atópicas, como asma y rinitis alérgica estacional.

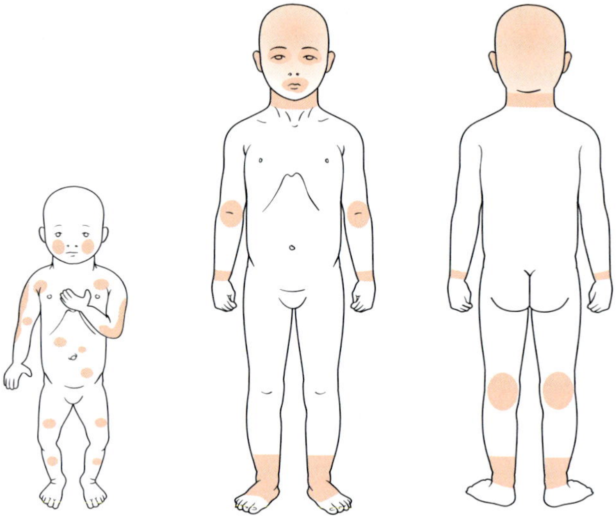

Figura 3.3. Distribución típica del eczema atópico en bebés y niños.

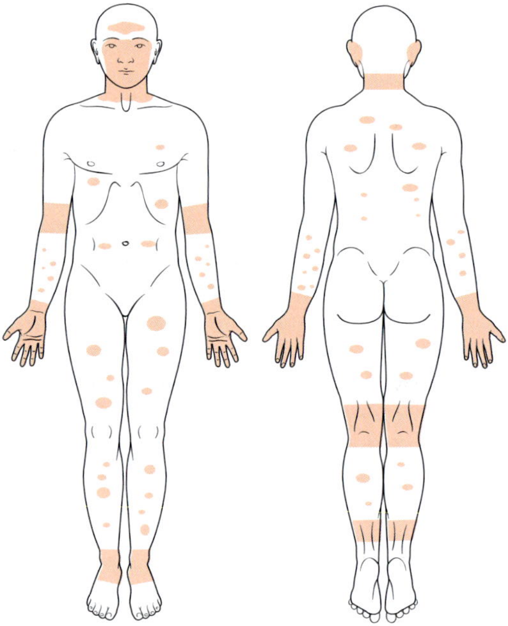

Figura 3.4. Distribución típica del eczema atópico en adultos.

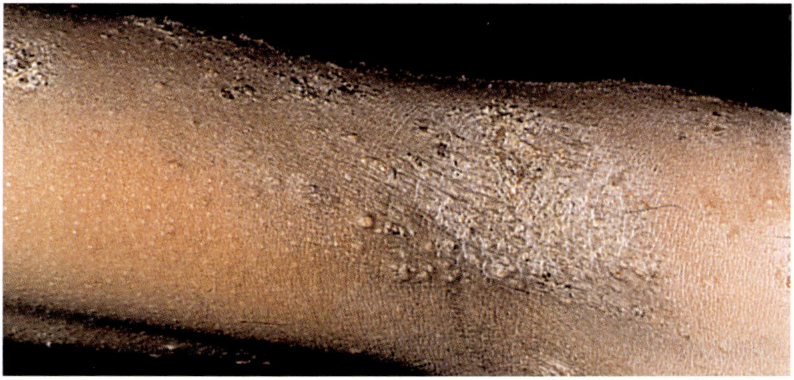

Figura 3.5. Liquenificación, una característica común del eczema atópico. Es un engrosamiento de la piel con desarrollo de una superficie seca y rugosa.

La enfermedad tiende a ser fluctuante. Las lesiones muy agudas son extremadamente eritematosas, exudativas y, en las manos, pueden ser vesiculosas o ampollosas. En las lesiones más crónicas, la sequedad y la excoriación son los signos más destacables. En las lesiones muy crónicas, la fisuración, el resquebrajamiento de la piel y la liquenificación son los hechos predominantes. La liquenificación es el engrosamiento de la piel con desarrollo de una superficie áspera y seca (fig. 3.5), que es en parte el resultado de la inflamación, y en parte la consecuencia del frecuente rascado.

El eczema atópico de intensidad moderada está casi invariablemente acompañado de linfadenopatía en las regiones que drenan a la piel afectada. No es raro que esto cause preocupación hacia un posible linfoma. Sin embargo, las adenopatías son benignas, y aunque los ganglios se vuelvan grandes y dolorosos, permanecen separados y móviles.

El eczema atópico grave suele provocar una significativa deprivación de sueño para el paciente y el resto de la familia. La enfermedad puede provocar una carga considerable en el individuo o los miembros de la familia, ya que el tiempo requerido para el cuidado de la piel puede ser considerable. El eczema puede tener también un impacto psicológico sobre el individuo, minando o disminuyendo la autoestima. Pueden perderse días de escuela o trabajo.

Diagnóstico

El diagnóstico del eczema atópico no suele ser problemático. El aspecto de un niño rascado, con mal aspecto, y eczema en las flexuras, al lado de unos padres cansados e igualmente con mal aspecto, suele ser de inmediato diagnóstico.

Diagnósticos diferenciales. Incluyen la escabiosis y otras formas de eczema como la dermatitis seborreica o la dermatitis de contacto alérgica. En los casos atípicos, la demostración de una IgE elevada puede ser útil para establecer que un individuo es atópico. Existe además una amplia correlación entre la gravedad del eczema atópico y la concentración sérica de IgE.

Tratamiento de primera elección

Algunas medidas generales. Afortunadamente, la mayor parte de los casos de eczema atópico son muy fáciles de controlar, y responden a algunas medidas generales de cuidado de la piel, junto con la aplicación de emolientes, corticoides tópicos o inmunomoduladores tópicos (tabla 3.1). Sólo en una minoría de casos más graves, hacen falta tratamientos de segunda elección. Estos casos deben ser remitidos a un especialista.

Suele ser inútil decirles a los pacientes que no se rasquen. Aunque parte del rascado es ya un hábito, el prurito asociado con el eczema atópico puede ser intenso, y con frecuencia los pacientes no pueden parar de rascarse hasta que la intensidad del prurito disminuye. Algunos pacientes sí parecen beneficiarse de los consejos de tocar o golpear suavemente la piel en vez de rascarla. En los niños más pequeños, la lesión ocasionada por el rascado puede reducirse manteniendo las uñas cortas y llevando guantes o vendajes tubulares en las manos por la noche.

El ambiente del paciente debe mantenerse limpio, fresco y no demasiado húmedo. El prurito aumenta con el calor, por lo que una de las medidas más importantes es mantener la piel fresca. Los niños deben mantenerse lejos de las fuentes de calor, y la casa debe mantenerse tan fresca como el resto de la familia pueda tolerar. La ropa debe ser ligera. El algodón es ideal. La lana se tolera mal.

Se requiere un especial cuidado con la limpieza de la ropa ya que el jabón puede irritar la piel, para ello pueden usarse diversos sustitutos. Las duchas o baños fríos pueden tomarse, pero no más de una vez al día. Los baños de espuma son irritantes, y deben evitarse.

La lactancia materna puede ofrecer alguna protección contra el desarrollo de eczema atópico; aunque el grado de beneficio sigue siendo controvertido, debe estimularse. El eczema atópico suele

TABLA 3.1

Tratamientos de primera elección para la dermatitis atópica

- Medidas generales
  - Evitar el rascado
  - Ambiente fresco y limpio
  - Cuidado de la piel, uso de sustitutos del jabón
  - Lactancia materna
  - Evitar el contacto con irritantes y potenciales alergenos
- Emolientes
- Corticoides tópicos
- Inmunomoduladores tópicos (también conocidos como inhibidores tópicos de la calcineurina) – pimecrolimus y tacrolimus
- Antihistamínicos sistémicos sedantes
- Vendajes, compresas húmedas
- Fomentos (permanganato potásico, solución de Burow)
- Preparados/extractos de alquitrán

comenzar en el momento del destete, por lo que hay una tendencia a que la enfermedad sea atribuida a los alimentos. Es importante que la dieta no sea restringida innecesariamente. Sólo en los casos en los que haya una relación clara con alimentos específicos, estos deben eliminarse. Existe en ocasiones una tendencia a atribuir los brotes espontáneos de la enfermedad a los alimentos ingeridos más recientemente, por lo que se eliminan uno tras otro hasta que la dieta se hace poco adecuada. El consejo de un dietista puede tener un valor incalculable en estas circunstancias.

El contacto con irritantes, en particular el jabón, y también los detergentes, disolventes, adhesivos, ácidos, álcalis, polvos y demás, debe ser evitado. Puede ser asimismo válido limitar la exposición a los posibles alergenos, especialmente, el polvo de casa, tanto como sea posible. Esto requiere el control del mobiliario, las moquetas, los cojines y los peluches. Las almohadas y colchones deben ser de espuma, y evitar las de plumas. Debe quitarse el polvo con un trapo húmedo. Es mejor emplear una aspiradora de alta filtración, y las ventanas deben abrirse durante el aspirado para permitir que los alergenos aerotransportados escapen. Se pueden encontrar fundas de colchones y almohadas impermeables a los antígenos de los ácaros del polvo doméstico.

Suele conseguirse una gran mejoría del eczema atópico cuando hay un cambio de ambiente, como unas vacaciones cortas o una visita a un pariente.

Emolientes. La función de barrera de la piel reside en la capa más superficial; el estrato córneo. Esta fina capa de lípidos y proteínas mantiene los microorganismos fuera y la hidratación dentro. Los pacientes con eczema atópico tienen un estrato córneo anormalmente fino, con una función de barrera alterada.

Los emolientes son cremas, aditivos del baño y sustitutos del jabón que contienen lípidos y ayudan a reforzar el estrato córneo. La crema emoliente debe aplicarse a demanda en todas las áreas de piel seca y pruriginosa varias veces al día. Están disponibles muchos tipos de preparados, que varían en su consistencia y en la proporción de lípidos que contienen. Con frecuencia es necesario intentar varios preparados para determinar cuál es más adecuado para la persona. Los pacientes tienden a desarrollar marcadas preferencias. Pueden necesitarse grandes cantidades. El emoliente debe aplicarse después del baño, y tan frecuentemente como sea necesario para prevenir que la piel se vuelva seca. El proceso de aplicar un emoliente puede desencadenar en ocasiones prurito. Este efecto puede reducirse aplicando muy suavemente la crema, sin frotar, y manteniéndola fría en la nevera para que tenga un efecto refrescante. Las acciones protectoras de la crema emoliente pueden aumentarse utilizando un aceite de baño y sustitutos del jabón. Algunos aditivos del baño contienen también antisépticos y pueden ayudar a reducir la colonización bacteriana de la piel. También existen geles de ducha formulados para pacientes con eczema.

Corticoides tópicos. Cuando los emolientes son insuficientes para controlar el eczema se introducen los corticoides tópicos. Han sido la base del tratamiento del eczema moderado y grave desde su introducción en los años 1950. Existen muchos preparados en diferentes vehículos.

Se usan diversos sistemas para clasificar los corticoides según su potencia. En los EE.UU. se usa una escala de 7 puntos, desde los de potencia leve (6 y 7) a los superpotentes (clase 1). En España y en el RU se utiliza una escala de 4 potencias: baja, intermedia, potente y muy potente. Los corticoides de baja potencia como la hidrocortisona al 1% en crema o pomada son muy seguros pero tienen una eficacia limitada. Los potentes y superpotentes son altamente eficaces, pero conllevan un riesgo de inducción de atrofia cutánea, que puede provocar piel frágil, estrías, telangiectasias y otros cambios que pueden ser permanentes. Estos efectos son más probables si se aplican los corticoides en la cara y en áreas donde la piel ya es fina (axilas, ingles, cara interna de los muslos, fosas poplíteas o antecubitales). Es importante emplear el preparado con la potencia más baja posible, y continuar con el uso de corticoides sólo si es necesario. Las aplicaciones una vez al día suelen ser suficientes. Aumentar la frecuencia de aplicación a dos veces al día ofrece poco beneficio extra, y aumenta el riesgo, especialmente en cuanto a la exposición sistémica. Esto puede ser un riesgo significativo con los corticoides potentes y superpotentes, especialmente en los niños, que tienen una elevada relación de superficie cutánea respecto a la masa corporal.

La elección correcta del vehículo puede mejorar en gran manera el cumplimiento del tratamiento. Las pomadas son vehículos lipídicos que promueven una mayor penetración del corticoide y tienden a hidratar la piel de forma más eficaz. Las cremas son emulsiones, que suelen ser cosméticamente más aceptables. Otros vehículos disponibles son las cremas oleosas, las lociones para el cuero cabelludo, los geles y la espuma.

Los tratamientos con corticoides fallan con frecuencia porque los prescriptores y/o los pacientes no saben cuánto debe aplicarse, y se utilizan cantidades no adecuadas. La fig. 3.6 ofrece una guía sobre la cantidad requerida.

Inhibidores tópicos de la calcineurina. Esta nueva clase de tratamientos tópicos para la dermatitis atópica representa un avance muy significativo. Son el mayor paso adelante desde la introducción de los corticoides en los años 1950. El primero de estos fármacos que estuvo disponible fue tacrolimus, a concentraciones de 0,1% y 0,03%, y después se ha lanzado pimecrolimus, al 1% en crema.

Extensos estudios clínicos realizados en Japón, Europa y los EE.UU. han establecido que tacrolimus tópico es eficaz comparado con placebo, es más eficaz que los corticoides de potencia baja y moderada como el acetato de hidrocortisona o el dipropionato de alclometasona y tiene una eficacia equivalente a la de los corticoides potentes como valerato de beclometasona y butirato de hidrocortisona. La formulación al 0,03% se recomienda para su uso

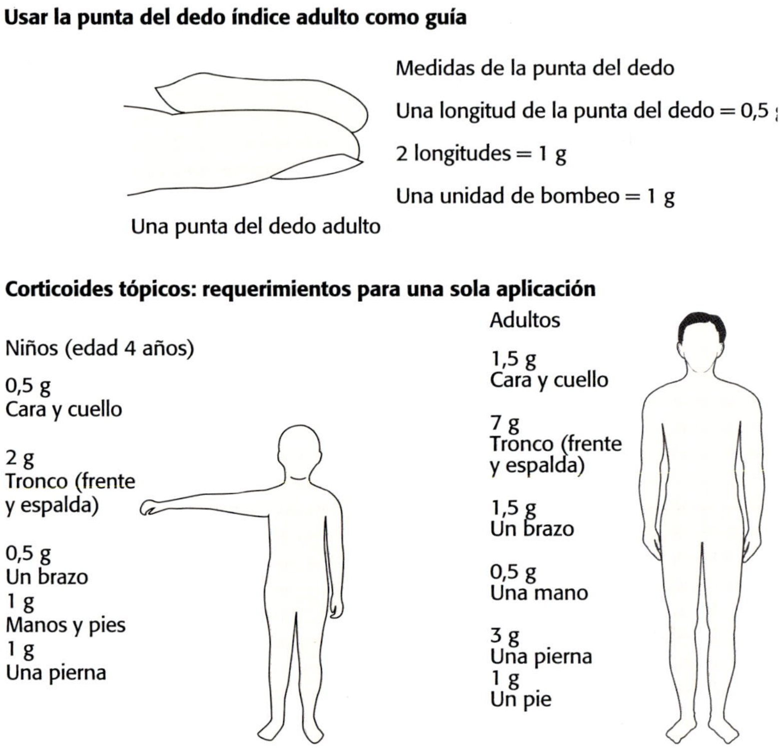

Figura 3.6. Guía para aplicar la correcta cantidad de corticoides tópicos. Reproducido con permiso de Long CC, Finlay A Clin Exp Dermatol 1991;16(6):44-48.

en los niños de 2 o más años, y ambas concentraciones se pueden emplear en los adultos.

Pimecrolimus ha demostrado también en diferentes estudios, ser eficaz en lactantes, niños y adultos. Varios estudios han demostrado que pimecrolimus alivia rápidamente el prurito (48 horas) y elimina las lesiones inflamatorias.

La crema de pimecrolimus además de demostrar eficacia en el control de la sintomatología aguda del brote de dermatitis atópica leve-moderada, cuando se aplica ante la aparición de los primeros signos o síntomas reduce el número de brotes y aumenta el tiempo libre de exacerbaciones del eczema.

Por todo ello, pimecrolimus presenta una indicación que abarca cualquier forma de dermatitis atópica de gravedad leve a moderada susceptible de ser controlada con tratamiento tópico, tanto en su fase aguda como en la de mantenimiento. Pimecrolimus estaría indicado en el tratamiento a corto plazo de los signos y síntomas de la dermatitis atópica (reducción significativa del prurito en 48 horas) y también en el tratamiento prolongado a largo plazo para prevenir la

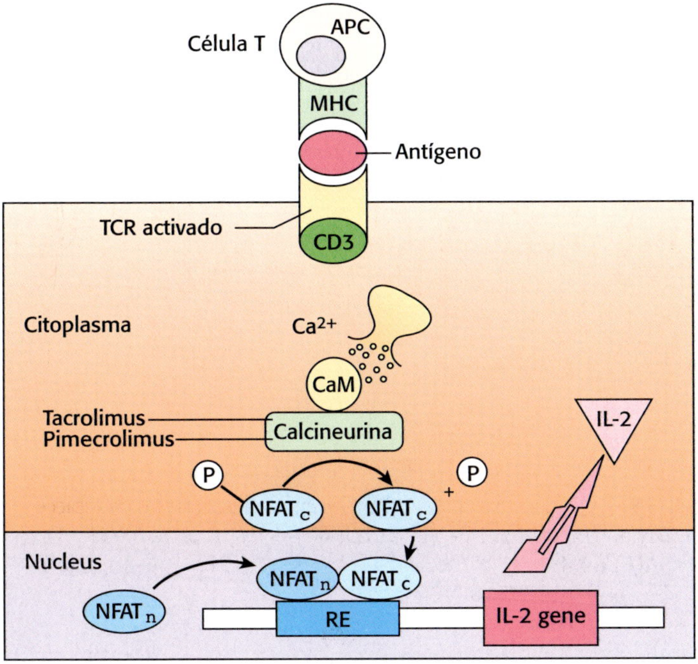

Figura 3.7. Pimecrolimus y tacrolimus son inhibidores de la enzima calcineurina fosfatasa. Este es un paso importante para la transducción de señales del receptor de la célula T al núcleo. La calcineurina extrae un grupo fosfato del factor nuclear de las células T activadas (NFAT), permitiendo que este factor de transcripción entre en el núcleo y promueva la transcripción de numerosas linfoquinas como interleuquina-2. La inhibición de esta vía suprime la activación y proliferación linfocitaria.
APC, célula presentadora de antígeno; CaM, calmodulina; IL, interleuquina; MHC, complejo mayor de histocompatibilidad; P, fosfato; RE, elemento de respuesta; TCR, receptor de la célula T. Adaptado con permiso de Acumed.

aparición de brotes en pacientes a partir de los 2 años de edad. Cuando se usa ante la aparición de los primeros signos y síntomas, la crema de pimecrolimus al 1% puede emplearse para prevenir o reducir los requerimientos de corticoides tópicos al suprimir los brotes del eczema. Se recomienda en niños de 2 o menos años de edad.

Estos potentes fármacos tienen una diversidad de propiedades antiinflamatorias. Suprimen la actividad inflamatoria de los linfocitos y de las células presentadoras de antígeno en la piel al inhibir la síntesis y la liberación de citoquinas como interferones, interleuquina-2, factor de necrosis tumoral alfa (TNFα), y otros mediadores inflamatorios (fig. 3.7).

La considerable ventaja de estos fármacos es que no tienen el perfil de efectos secundarios de los corticoides tópicos. En especial, no suponen riesgo de inducción de atrofia cutánea. Pueden aplicarse con seguridad incluso en la cara. La exposición sistémica a estos fármacos durante su uso tópico parece ser mínima. El efecto secundario más frecuentemente descrito ha sido una sensación de quemazón, que suele resolverse tras varios días de aplicación regular. Se ha descrito más frecuentemente en los pacientes tratados con tacrolimus que con pimecrolimus.

Ambos fármacos son todavía relativamente nuevos, por lo que no se conocen los efectos a largo plazo. Sin embargo, se han estado realizando estudios clínicos durante los últimos 8 años. En los estudios a largo plazo, los pacientes han sido tratados hasta 4 años. Tacrolimus y pimecrolimus tópicos parecen notablemente seguros, y no han mostrado evidencia alguna de taquifilaxia.

Antihistamínicos. Los antihistamínicos sistémicos se emplean principalmente como sedantes, y pueden ser muy útiles para mejorar el sueño en los niños y adultos con eczema atópico. Los antihistamínicos sedantes más antiguos como hidroxicina, trimeprazina y clorfeniramina son los más útiles. Los antihistamínicos tópicos no se recomiendan en general, sobre todo porque son potentes sensibilizantes. La aplicación tópica de doxepina puede reducir el prurito, pero la absorción sistémica puede ser significativa y provocar sedación.

Vendajes. Se han empleado múltiples técnicas de vendaje en el eczema atópico con grandes beneficios. Los vendajes tubulares pueden emplearse para reducir la excoriación y ayudar a mantener en su lugar la medicación tópica. Con un poco de habilidad, pueden fabricarse haciendo un «traje». Las vendas impregnadas con óxido de cinc, ictamol (alquitrán de pizarra), alquitrán de hulla, o antibacterianos pueden ser calmantes, reducir el prurito y la colonización bacteriana.

La pauta conocida como vendajes húmedos es particularmente útil. Consiste en la aplicación de una capa húmeda de vendaje tubular, seguida de una capa seca. El efecto refrescante es probablemente uno de los mayores beneficios pero se requieren ciertos cuidados para evitar la hipotermia, en particular en los niños.

Las vendas, incluidas las húmedas, pueden aumentar de forma significativa la penetración y la absorción de los corticoides tópicos, e incrementar tanto los efectos beneficiosos como los adversos.

Tratamientos adyuvantes. Las compresas húmedas en agua de Burow o permanganato potásico 1:10.000 pueden ser muy útiles para el eczema agudo exudativo. Deben ponerse durante 10-20 min, y puede hacerse varias veces al día si es necesario.

Los preparados de alquitrán pueden ser útiles como ahorradores de corticoides en el eczema atópico. Antes de la introducción de los corticoides tópicos, el alquitrán era el tratamiento más empleado. Por supuesto, tiene mal olor, mancha y puede causar irritación. Los extractos de alquitrán son más agradables de usar, pero pueden no ser tan beneficiosos como el alquitrán de hulla crudo.

Tratamientos de segunda elección

Los tratamientos de primera elección pueden ser suficientes excepto en los casos más graves, que requieren una supervisión por parte del especialista. Esto también es aconsejable si se están empleando grandes cantidades (más de 30 gr a la semana) de corticoides tópicos de forma regular.

Los casos refractarios son tratados con diversas modalidades. Se emplean los inmunosupresores como corticoides sistémicos, ciclosporina, azatioprina, micofenolato mofetil y metotrexate, aunque tienen ciertos riesgos. La fototerapia con UVB o PUVA (la combinación de psoraleno más UVA) es eficaz pero poco conveniente y potencialmente carcinogénico.

La manipulación dietética parece útil en un pequeño número de niños y en los bebés. La alergia alimentaria se observa, ciertamente, en los niños atópicos, pero suele tomar la forma de una reacción de hipersensibilidad inmediata, que tiene una naturaleza más urticariforme que eczematosa. Estas reacciones tienden a tener una forma de inicio rápida, y se resuelven con igual rapidez, aunque pueden ser graves.

En ausencia de tales reacciones, no está clara la utilidad de las manipulaciones dietéticas. Es posible que en algunos casos las reacciones a los alimentos provoquen brotes retardados de eczema. La prueba del parche específica con antígenos alimentarios puede ser eventualmente útil en la investigación de estos pacientes. En el momento actual, sin embargo, esta estrategia diagnóstica no ha sido estandarizada, y sigue siendo de alguna manera experimental. Otra estrategia para la investigación de estos pacientes es la provocación con alimentos a doble ciego y frente a placebo. Sin embargo, esto presenta numerosas dificultades, y no es práctico de forma rutinaria.

El ingreso hospitalario es altamente terapéutico, aunque la duración de la remisión conseguida es muy variable. Tiene el beneficio añadido de dar un necesario descanso a los padres agotados.

Los medicinas complementarias se emplean en ocasiones por los pacientes que están frustrados ante la falta de respuesta de su eczema al tratamiento convencional. Un preparado estandarizado de hierbas chinas, Zemaphyte, fue eficaz en dos estudios clínicos, aunque todavía debe identificarse el principio activo. Los tratamientos herbarios no suelen estar estandarizados y no se puede garantizar su seguridad. No han aumentado la confianza los casos de hepatotoxicidad y de corticoides añadidos de forma ilegal. La acupuntura, la reflexología, la aromaterapia y los tratamientos con sal del Mar Muerto carecen todavía de estudios fiables. El aceite de prímula, el aceite de borraja y similares suplementos dietéticos con ácido gamma-linoleico no son eficaces.

Educación del paciente

Es importante explicar en las fases iniciales que no existe una cura para la enfermedad. El objetivo del tratamiento es controlarla y hacer la vida tolerable. La intensidad de las excoriaciones puede ser muy impactante para los padres, por lo que es importante asegurarles que incluso las lesiones más graves curan sin dejar cicatriz. También debe informárseles de que el eczema mejora o incluso se resuelve por completo en la mayoría de los casos. Es útil que una enfermera u otro contacto esté disponible para ofrecer consejos enseguida en los brotes graves o en los episodios de infección.

Las organizaciones como la Asociación Española de Pediatría de Atención Primaria juegan un papel muy valioso como fuentes de información y apoyo.

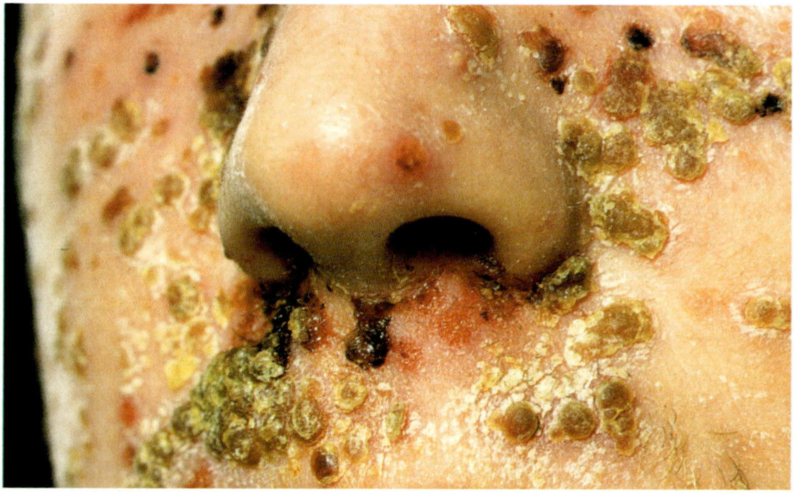

Figura 3.8. Eczema herpeticum.

Complicaciones

El eczema atópico puede verse complicado por diversas infecciones. Los molluscum contagiosum o las verrugas víricas pueden ser persistentes. La colonización de la piel por *Staphylococcus aureus* es común, especialmente en las áreas exudativas, y en ocasiones evoluciona a impétigo. También pueden aparecer infecciones estreptocócicas. La presencia de dermatofitos puede pasar desapercibida si los signos están enmascarados por los corticoides tópicos. También es fácil no advertir una escabiosis en estos pacientes ya que los síntomas tienden a ser atribuidos al eczema.

La infección menos deseable es el eczema herpeticum (erupción varioliforme de Kaposi) (fig. 3.8). Es una erupción diseminada por el herpes simple, que puede ocurrir tanto durante un episodio de primoinfección como de recidiva. La erupción causa una multitud de pequeñas vesículas y puede provocar síntomas generales. Requiere un tratamiento precoz con aciclovir o un antivírico similar, y suele ser necesario un ingreso hospitalario para las medidas de apoyo.

El eczema atópico se complica con frecuencia con otras formas de dermatitis. El estrato córneo fino es vulnerable al desarrollo de dermatitis irritativa. La dermatitis de contacto a los corticoides y otros fármacos tópicos es también una complicación frecuente.

Pronóstico

El eczema atópico suele seguir un curso fluctuante e impredecible. El estrés desempeña un papel en los brotes, así como los episodios de sobreinfección. La mayor parte de los casos remiten sin duda antes de la edad adulta, aunque esto es algo que no podemos garantizar. Se ha estimado que entre el 30 y el 50% de los niños con eczema desarrollarán asma o rinitis alérgica.

La historia de eczema atópico parece también predisponer al eczema endógeno de las manos. Puede desarrollarse de forma paradójica a medida que se resuelve el resto de la enfermedad. El eczema de las manos (ver págs. 65-72) puede desarrollarse en épocas más avanzadas de la vida. Otro tipo de eczema que parece desarrollarse con mayor frecuencia en los adultos con una historia de eczema atópico es el prurigo nodular (ver pág. 80).

La susceptibilidad de la piel atópica al desarrollo de dermatitis irritante persiste en la edad adulta. Los pacientes que han sufrido eczema atópico de cualquier intensidad deben evitar las ocupaciones que supongan una exposición constante a irritantes, como la hostelería, la mecánica, la enfermería o la peluquería.

Puntos clave – eczema atópico

- El eczema atópico afecta hasta a uno de cada tres niños antes de los 5 años.
- El diagnóstico se basa en la presencia de prurito y la distribución del eczema.
- Los emolientes y la evitación de irritantes son todo lo que hace falta en los casos leves.
- Los corticoides tópicos han sido la base del tratamiento desde los años 1950.
- Los inmunomoduladores tópicos (tacrolimus, pimecrolimus) son un avance reciente importante.
- Cuando estas modalidades tópicas no son adecuadas, está indicada la remisión a un especialista.

Referencias clave

Berth-Jones J, Graham-Brown RAC. Essential fatty acid supplementation in atopic dermatitis: a placebo-controlled trial. *Lancet* 1993;341: 1557–60.

Berth-Jones J, Takwale A, Tan E. Azathioprine in severe adult atopic dermatitis: a double-blind, placebo-controlled, crossover trial. *Br J Dermatol* 2002;147:324–30.

Bieber T, Leung DYM, eds. *Atopic Dermatitis*. New York: Marcel Dekker, 2002.

Gdalevich M, Mimouni D, David M, Mimouni M. Breast-feeding and the onset of atopic dermatitis in childhood: a systematic review and meta-analysis of prospective studies. *J Am Acad Dermatol* 2001;45:520–7.

George S, Berth-Jones J, Graham-Brown RAC. A possible explanation for increased referral of atopic dermatitis from the Asian community in Leicester. *Br J Dermatol* 1997;136:494–7.

Hoare C, Li Wan Po A, Williams H. Systematic review of treatments for atopic eczema. *Health Technology Assessment* 2000; 4(37):1–191.

Luger T, van Leent EJM, Graeber M et al. SDZ ASM 981: an emerging safe and effective treatment for atopic dermatitis. *Br J Dermatol* 2001;144: 788–94.

Neame RL, Berth-Jones J, Kurinczuk JJ, Graham-Brown RAC. Prevalence of atopic dermatitis in Leicester: a study of methodology and examination of possible ethnic variation. *Br J Dermatol* 1995:132: 772–7.

Reitamo S, Rustin M, Ruzicka T et al. Efficacy and safety of tacrolimus ointment compared with hydrocortisone butyrate ointment in adult patients with atopic dermatitis. *J Allergy Clin Immunol* 2002;109: 547–55.

Sowden JM, Berth-Jones J, Ross J et al. Double-blind, controlled, crossover study of cyclosporin in adults with severe refractory atopic dermatitis. *Lancet* 1991;338:137–40.

The International Study of Asthma and Allergies in Childhood (ISAAC) Steering Committee. Worldwide variation in prevalence of symptoms of asthma, allergic rhinoconjunctivitis, and atopic eczema: ISAAC. *Lancet* 1998;351: 1225–32.

Turjanmaa K. "Atopy patch tests" in the diagnosis of delayed food hypersensitivity. *Allerg Immunol (Paris)* 2002;34:95–7.

Williams HC, Pembroke AC, Forsdyke H et al. London-born black Caribbean children are at increased risk of atopic dermatitis. *J Am Acad Dermatol* 1995;32:212–17.

4 Eczema fotosensible

Diversos tipos de eczema pueden ser debidos a la exposición a la luz (tabla 4.1). Generalmente, es el componente ultravioleta de la luz solar el causante. En casos puntuales el eczema atópico puede agravarse por la luz ultravioleta, una observación de particular importancia cuando se considera la fototerapia. En este capítulo, sin embargo, describimos los tipos de eczema causados de forma primaria por la exposición a la luz. Como otros tipos de eczema, pueden ser exógenos, o requerir contacto con un agente fotosensibilizante en la piel o endógeno, cuando no se requiere contacto externo alguno. Además, numerosos fármacos pueden provocar fotosensibilidad. Por si la situación no fuera lo bastante complicada, un eczema fotosensible puede inicialmente desarrollarse en forma de reacción a un fotosensibilizante en contacto con la piel, o como una toxicodermia, y luego persistir como una fotosensibilidad aparentemente endógena durante años posteriores a la retirada de la causa inicial.

La pista más importante para el diagnóstico de un eczema fotosensible radica en la distribución, que puede, al menos inicialmente, ser exclusiva de las áreas fotoexpuestas. Si el eczema es el resultado de un contacto de la piel, las lesiones pueden estar confinadas a la zona de contacto. El eczema fotosensible suele afectar a la cara, pero las áreas bajo el flequillo, la nariz y la barbilla, así como debajo de las orejas, suelen estar respetadas. La «V» del cuello

TABLA 4.1

Eczema causado por exposición a la luz

- Dermatitis fitofotoirritativa
- Dermatitis fotoalérgica (mediada típicamente por UVA)
- Dermatitis actínica crónica (UVB ± otras longitudes de onda)
- Prurigo actínico (prurigo estival de Hutchinson)
- Fotosensibilidad inducida por fármacos (típicamente mediada por UVA; ver tabla 4.3)
- Dermatitis atópica fotosensible (típicamente medida por UVA)

y la parte de los brazos que no tapan las mangas están típicamente afectados. Aparecen con frecuencia áreas bien demarcadas de piel respetada en las áreas tapadas por la ropa (fig. 4.1).

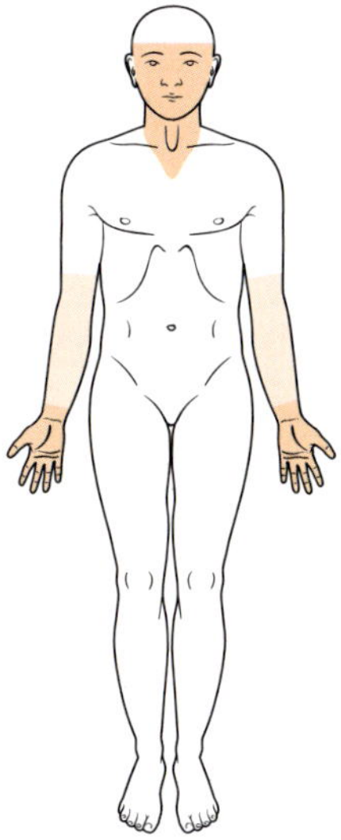

Figura 4.1. Distribución típica de la dermatitis de fotocontacto.

Diagnóstico diferencial. Los diagnósticos diferenciales importantes incluyen el lupus eritematoso sistémico y las porfirias. Estas generalmente pueden excluirse mediante la serología de lupus y las determinaciones de porfirinas en sangre, orina y heces. Deben considerarse otras fotodermatosis, como la frecuente erupción polimorfa lumínica, y la rara hidroa vacciniforme. La dermatomiositis puede ser fotosensible, pero suele presentarse con otros síntomas y signos, como el edema periorbitario, las cutículas hipertróficas, las pápulas de Gottron y el patrón lineal de eritema en las caras de los dedos. La miopatía no siempre acompaña a la erupción.

Dermatitis fotoirritativa

La dermatitis fotoirritativa (también conocida como fototóxica) es un eczema fotosensible exógeno que no está mediado por un mecanismo inmunológico. La reacción depende de la concentración del irritante en contacto con la piel y de la intensidad de la irradiación.

Las causas más frecuentes son las plantas, y la reacción se conoce entonces como fitofotodermatitis. Las lesiones suelen ser lineales y estriadas (fig. 4.2), un patrón altamente característico causado por plantas frotadas sobre la piel, que dejan trazas de sustancias químicas fotorreactivas.

La fitofotodermatitis se observa con frecuencia en niños que juegan con la hierba *Heracleum mantegazzianum*. Las grandes raíces de esta planta se usan como «telescopios» que tocan la piel periocular y provocan erupciones faciales intensas. Reacciones fototóxicas similares pueden estar causadas por los psoralenos que se encuentran en el limón, la lima, el apio y la chirivía. La «dermatitis de la

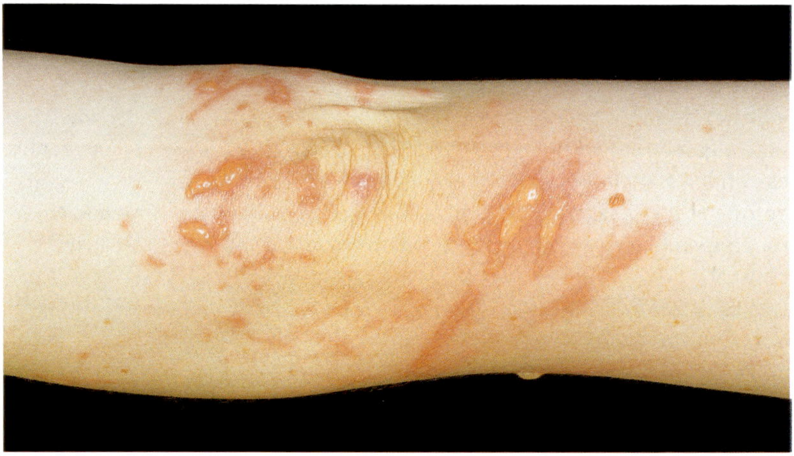

Figura 4.2. Las lesiones lineales son un patrón muy característico de la fitofotodermatitis. Están causadas por plantas frotadas contra la piel que dejan trazas de sustancias químicas fotoreactivas.

podadora» es un patrón característico de fitofotodermatitis en los miembros inferiores tras el uso de una podadora, que lanza material vegetal hacia la piel. Los extractos de plantas en los perfumes han causado un problema similar, llamado dermatitis de berloque. Aunque la mayor parte de los perfumes no contienen ya cantidades significativas de psoralenos, pueden aparecer casos ocasionales a partir de productos como las aguas perfumadas. Otros materiales fotoirritantes incluyen el alquitrán de hulla y sus derivados, y algunos antiinflamatorios no esteroideos tópicos. Afortunadamente, los episodios agudos de dermatitis fotoirritativa son autolimitados. Son comunes los cambios pigmentarios postinflamatorios, que suelen tomar la forma de líneas irregulares pigmentadas, y que pueden tardar entre meses y años en resolverse. El uso de un corticoide potente durante un par de días puede reducir la respuesta inflamatoria si esta es grave.

Cuando es probable que se repita la exposición a un fotoirritante, por ejemplo en un contexto ocupacional, el uso de ropas protectoras, incluyendo guantes, es un aspecto importante del tratamiento.

Dermatitis fotoalérgica

La dermatitis de contacto fotoalérgica es una reacción de hipersensibilidad tipo IV ante moléculas fotoactivadas que actúan como haptenos. Este tipo de reacción es menos común que las reacciones fototóxicas. Hoy los alergenos que están más implicados son las benzofenonas, el ácido paraaminobenzoico y sus ésteres y otros constituyentes de los fotoprotectores.

Cuando el diagnóstico no está claro, este tipo de reacción puede investigarse mediante la técnica conocida como fotoparche. La técnica es similar a la de la prueba del parche descrita en la pág. 15, excepto en que el test se lleva a cabo con dos tipos de reagentes. Uno de ellos es expuesto a la luz ultravioleta y el otro se mantiene cubierto como control.

Las diferencias entre la dermatitis fotoirritativa y fotoalérgica se describen en la tabla 4.2.

El tratamiento incluye como punto más importante la suspensión de la exposición al fotoalergeno. Los episodios agudos pueden tratarse con corticoides tópicos o sistémicos si es necesario.

Dermatitis actínica crónica

La dermatitis actínica crónica (fig. 4.3) es un eczema endógeno fotosensible que se observa con mayor frecuencia, aunque no exclusivamente, en hombres de más de 50 años de edad. Afortunadamente, la dermatitis actínica crónica no es muy común, porque puede ser una enfermedad muy incapacitante.

Las zonas expuestas, principalmente la cara, el cuello y las manos (fig. 4.4) son las afectadas inicialmente, pero existe una tendencia a la diseminación de la inflamación, y en los casos graves la totalidad de la superficie corporal puede estar afectada. En algunos casos, hay una historia de alergia de contacto previa, eczema endógeno o fotosensible.

TABLA 4.2

Diferencias entre la dermatitis fotoalérgica y fotoirritativa

	Dermatitis fotoirritativa	Dermatitis fotoalérgica
Incidencia	Alta	Baja
Inicio tras la primera exposición	Sí	No
Aspecto	Eritema y ampollas	Eczematoso
Diagnóstico	Clínico	Fotoparche

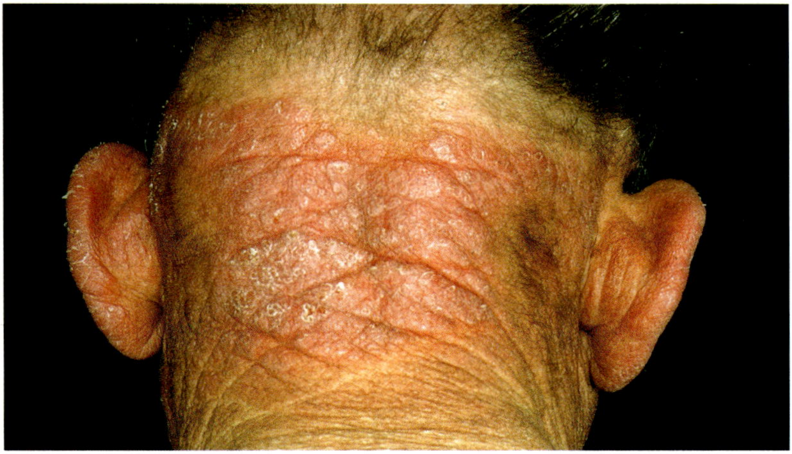

Figura 4.3. Dermatitis actínica crónica que afecta al cuello. Reproducido por cortesía del Instituto de Dermatología. St Thomas´ Hospital. London. UK.

La patogénesis no está bien establecida. Parece probable que la dermatitis actínica crónica represente una reacción de hipersensibilidad mediada por las células T ante un antígeno endógeno fotoinducido. La

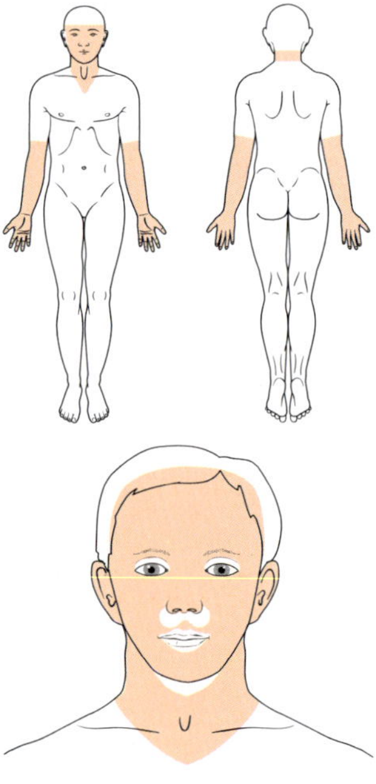

Figura 4.4. Distribución típica de la dermatitis actínica crónica.

luz ultravioleta es el principal desencadenante, pero algunas personas se hacen sensibles incluso a la luz visible. El eczema empeora en verano, y tras la exposición solar, pero no suele remitir por completo ni siquiera durante el invierno.

Si existen dudas acerca del diagnóstico, puede ser útil hacer pruebas en pequeñas zonas de piel no afectada por la luz para intentar reproducir la erupción. La sensibilidad a UVB es característica, y puede ser útil determinar qué longitudes de onda están implicadas.

La dermatitis actínica crónica suele seguir un curso largo. El aspecto más importante del tratamiento es la protección de la exposición a las longitudes de onda causantes. Esto requiere la evitación diligente de la exposición al sol, protegiéndose con ropas y con la aplicación regular de fotoprotectores. Los filtros protectores en las ventanas en casa y en el coche pueden ser útiles. Los emolientes y los corticoides tópicos pueden servir como tratamiento, pero en muchos casos hacen falta fármacos sistémicos. La azatioprina es particularmente útil, y las alternativas incluyen los corticoides sistémicos o la ciclosporina. Paradójicamente, el PUVA puede servir como tratamiento en ocasiones.

Puntos clave – eczema fotosensible

- La dermatitis fotosensible puede ser endógena, exógena o asociada a fármacos.
- Los diagnósticos diferenciales importantes incluyen el lupus eritematoso sistémico, las porfirias y otras fotodermatosis, de las cuales la más común es la erupción polimorfa lumínica.
- La dermatitis fitofototóxica puede ocurrir como un accidente laboral en personas que manipulan plantas.
- La dermatitis fotoalérgica está relacionada con mayor frecuencia con los componentes de los filtros solares.
- Muchos casos de fotodermatitis pueden tratarse simplemente con la supresión de la causa, siendo una importante excepción la dermatitis actínica crónica.
- La dermatitis actínica crónica es una fotosensibilidad endógena que puede ser grave y muy incapacitante.
- El tratamiento de la dermatitis actínica crónica suele requerir la evitación completa y/o la protección de la luz solar.

Prurigo actínico

También conocido como prurigo estival de Hutchinson, el prurigo actínico es un eczema fotosensible endógeno poco común que se suele observar en los niños. La erupción afecta principalmente a las áreas fotoexpuestas y suele provocar excoriaciones y lesiones eczematosas. El tratamiento incluye la fotoprotección, los emolientes y los corticoides tópicos. Los remedios más drásticos, empleados en algunos casos, han incluido la fototerapia (que puede conseguir el mismo beneficio paradójico que en la dermatitis actínica crónica) y la talidomida.

Fotosensibilidad inducida por fármacos

Numerosos fármacos pueden inducir un eczema fotosensible. Los mecanismos incluyen las reacciones fototóxicas y fotoalérgicas. Algunos fármacos tienen el potencial de actuar de ambas maneras, y en muchos casos el mecanismo no está claro. Los fármacos más frecuentemente implicados se resumen en la tabla 4.3.

El tratamiento requiere la retirada del fármaco en lo posible. Esto suele ir seguido de la resolución de la erupción en unos pocos días.

TABLA 4.3

Fármacos más frecuentemente responsables de las reacciones de fotosensibilidad inducidas por fármacos

- Inhibidores de la enzima convertidora de angiotensina (IECAs)
- Amiodarona
- Ciprofloxacino
- Nifedipino
- Antiinflamatorios no esteroideos (AINEs)
- Fenotiazinas
- Sulfonilureas
- Tetraciclinas
- Tiazidas

Referencias clave

Albert S, Hawk JLM. Chronic actinic dermatitis. In: Lebwohl M, Heymann WR, Berth-Jones J, Coulson I, eds. *Treatment of Skin Disease: Comprehensive Therapeutic Strategies*. London: Mosby, 2002;121–3.

Bilsland D, Ferguson J. Contact allergy to sunscreen chemicals in photosensitivity dermatitis/actinic reticuloid syndrome (PD/AR) and polymorphic light eruption (PLE). *Contact Dermatitis* 1993;29:70–3.

English JS, White IR, Cronin E. Sensitivity to sunscreens. *Contact Dermatitis* 1987;17:159–62.

Hindson C, Spiro J, Downey A. PUVA therapy of chronic actinic dermatitis. *Br J Dermatol* 1985;113: 157–60.

Lutchman L, Inyang V, Hodgkinson D. Phytophotodermatitis associated with parsnip picking. *J Accid Emerg Med* 1999;16:453–4.

Moore DE. Drug-induced cutaneous photosensitivity: incidence, mechanism, prevention and management. *Drug Saf* 2002;25: 345–72.

Murphy GM, Maurice PDL, Norris PG et al. Azathioprine treatment in chronic actinic dermatitis: a double-blind controlled trial with monitoring of exposure to ultraviolet radiation. *Br J Dermatol* 1989;121:639–46.

Wang L, Sterling B, Don P. Berloque dermatitis induced by “Florida water”. *Cutis* 2002;70:29–30.

5 Eczema seborreico

Epidemiología

El eczema seborreico es una enfermedad común, que afecta al menos al 2% de la población. Los hombres se afectan más frecuentemente que las mujeres. Existen dos picos de edad: en la infancia, durante los 3 primeros meses de vida, y en adultos entre la cuarta y séptima décadas. El eczema seborreico es mucho más común en las personas afectadas por infección por el VIH.

Fisiopatología

El eczema seborreico es un eczema endógeno denominado así por su distribución en áreas ricas en glándulas sebáceas (fig. 5.1). La relación precisa con el sebo no está del todo establecida. No hay

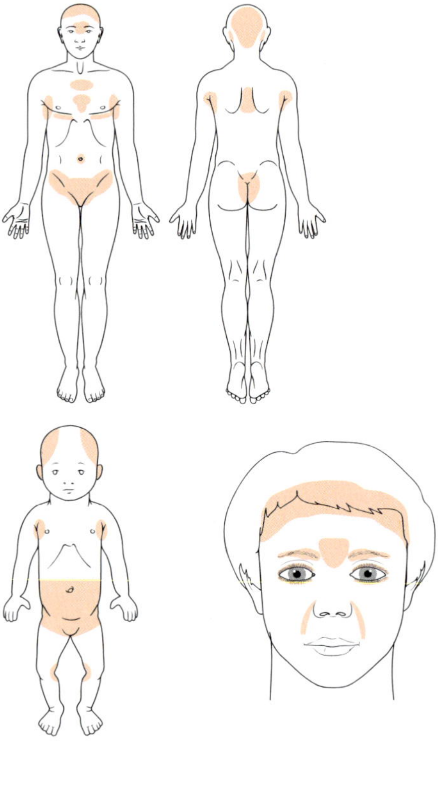

Figura 5.1. La dermatitis seborreica aparece en las áreas ricas en glándulas sebáceas.

alteraciones del sebo ni de la excreción del mismo. Sin embargo, los pacientes con enfermedad de Parkinson tienen un aumento de excreción de sebo y una elevada prevalencia de eczema seborreico. El tratamiento con L-dopa reduce la excreción de sebo y puede también mejorar la erupción.

Se han propuesto diversos microorganismos implicados; el más probable es la levadura *Malassezia* (pityrosporum). La respuesta clínica observada en estudios a doble ciego con diversos antifúngicos apoya esta hipótesis.

Una erupción similar al eczema seborreico puede surgir como una toxicodermia causada por cimetidina, oro, metildopa o clorpromazina.

Presentación clínica

En los bebés, el eczema seborreico aparece en forma de placas eritematosas en el cuero cabelludo. Suelen estar cubiertas por una descamación adherente, grasa, gruesa y amarillenta (costra láctea). No suele haber pérdida de cabello. El área del pañal suele estar eritematosa, pero no cubierta por el mismo grado de descamación. Las áreas intertriginosas, la cara y el tronco pueden afectarse. A pesar de su aspecto alarmante, la erupción no parece causar mucho prurito ni excoriaciones.

En los adultos, se observan tres patrones, todos ellos caracterizados por eritema y descamación (tabla 5.1 y fig. 5.2-5.5). Los patrones pueden aparecer conjuntamente o aislados, y suelen ser bastante simétricos.

En el cuero cabelludo, el eczema seborreico puede comenzar como una simple caspa. El picor puede ser significativo en esta zona. Ocasionalmente, las lesiones del cuero cabelludo desarrollan escamas

TABLA 5.1

Los tres patrones de eczema seborreico que se observan con frecuencia en los adultos

- Cara y cuello: cara (especialmente pliegues nasolabiales; Figura 5.2), cejas (con o sin blefaritis), pliegues retroauriculares, y otitis externa.
- Preesternal o interescapular (también conocida como patrón petaloideo, Figura 5.3)
- Intertriginosa o flexural: axilas (Figura 5.4), submamaria, anogenital (Figura 5.5) y umbilical

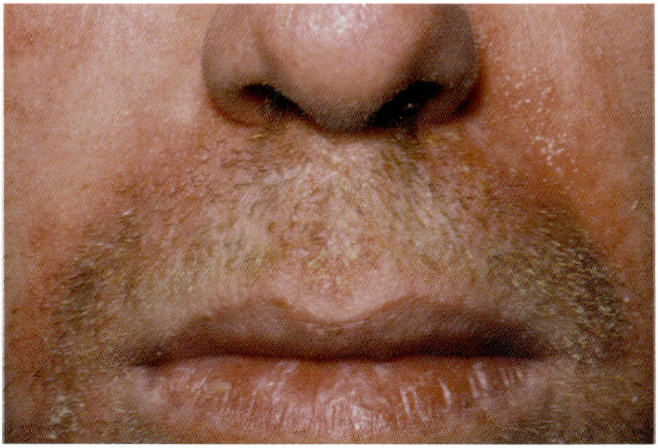

Figura 5.2. Dermatitis seborreica facial.

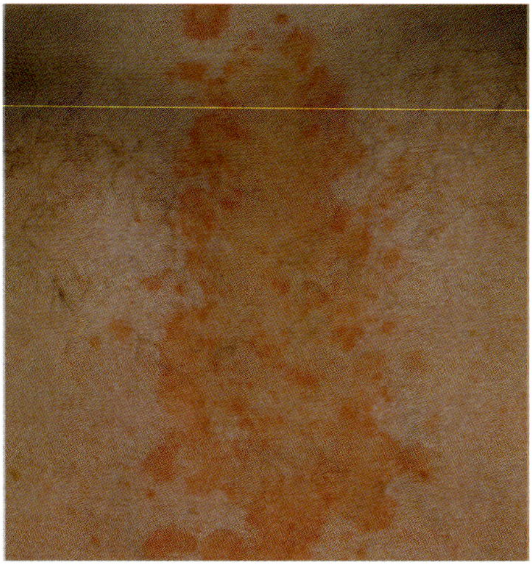

Figura 5.3. Eczema seborreico preesternal, conocido también como patrón petaloideo.

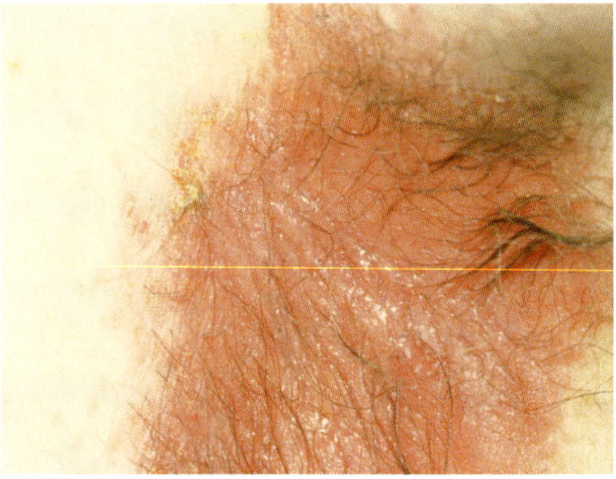

Figura 5.4. Dermatitis seborreica flexural en las axilas.

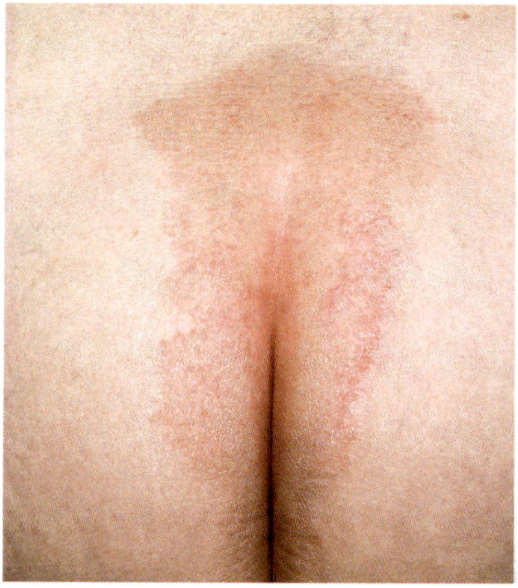

Figura 5.5. Dermatitis seborreica intertriginosa en el pliegue interglúteo.

adherentes y gruesas: un aspecto conocido como pitiriasis amiantácea (fig. 5.6). No hay cicatrización ni pérdida del cabello. Las lesiones flexurales pueden tener un color rojo brillante y ser exudativas. Un patrón poco común del tronco se parece a la pitiriasis rosada. Raramente, el eczema seborreico progresa a una eritrodermia exfoliativa generalizada.

Diagnóstico

En los niños, el eczema seborreico debe ser distinguido del eczema atópico, la dermatitis irritante, la dermatitis del pañal y la psoriasis.

En los adultos, el eczema seborreico facial puede ser difícil de distinguir de la rosácea, y estas enfermedades se observan

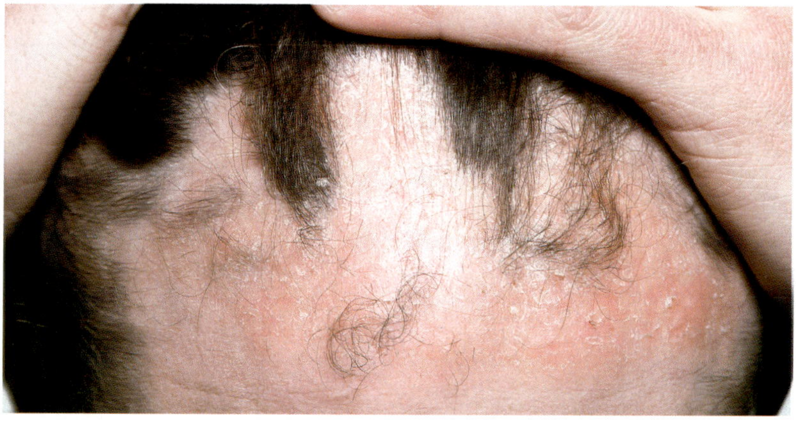

Figura 5.6. Eczema seborreico puesto de manifiesto por una alopecia areata.

conjuntamente con frecuencia. La rosácea también causa un eritema facial que suele sin embargo respetar los pliegues nasolabiales. Otros signos de la rosácea son las pústulas, las pápulas, la rubefacción y las telangiectasias. La psoriasis localizada puede ser también difícil de distinguir del eczema seborreico. Las lesiones psoriásicas suelen tener bordes bien definidos. La afectación del cuero cabelludo tiende a ser difusa en el eczema seborreico, pero toma la forma de placas bien delimitadas e individuales en la psoriasis. La psoriasis facial y el eczema seborreico pueden aparecer juntos, produciendo lesiones muy eritematosas y descamativas en las cejas y los pliegues nasolabiales: un patrón denominado sebopsoriasis (fig. 5.7).

Las infecciones por dermatofitos, que pueden aparecer en cualquier zona, son más circunscritas, asimétricas, y tienen un borde activo, rojo y descamativo.

Tratamiento

Niños. La costra láctea puede tratarse con champús suaves para retirar las costras y escamas. Si es necesario, se puede hacer un masaje con aceite de oliva en el cuero cabelludo, dejándolo durante una hora y lavándolo con champú. Pueden aplicarse cremas acuosas o ungüentos emulsificantes como emolientes. Puede aplicarse una crema de hidrocortisona dos veces al día si es necesario.

Para otras áreas, los emolientes pueden ser todo lo necesario. Se recomienda un baño diario con un aceite de baño. Deben evitarse irritantes como el jabón y los baños de espuma. Las áreas enrojecidas

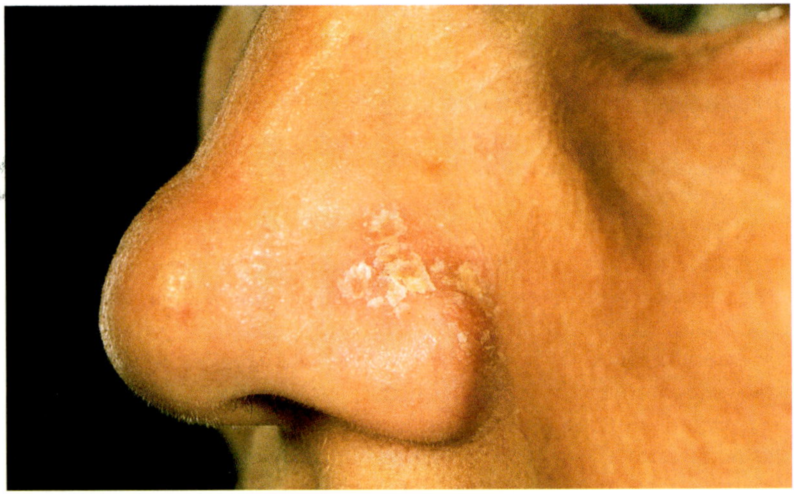

Figura 5.7. Sebopsoriasis que afecta los pliegues nasolabiales.

pueden tratarse con crema de hidrocortisona. Si hay infección puede emplearse una pomada de mupirocina. La sobreinfección por *Candida* puede tratarse con miconazol o clotrimazol tópicos. Pueden ser útiles, si se dispone de ellos, los preparados con un antimicrobiano junto con un corticoide de baja potencia (por ej., Betamicoter). El área del pañal debe mantenerse seca y limpia. Pueden usarse la pasta de óxido de cinc, la crema de cinc, la vaselina blanca o la crema acuosa para proteger la piel del área del pañal.

Adultos. El cuero cabelludo suele tratarse con éxito con champús anticaspa que contengan piritiona de cinc, ketoconazol o sulfuro de selenio. Los champús de alquitrán son una alternativa. Ocasionalmente, se requieren lociones de corticoides durante algunos días. La pitiriasis amiantácea requiere ácido salicílico o alquitrán en pomada, o un potente corticoide tópico. Pueden aplicarse durante algunos días por la noche, cubriendo la cabeza con un gorro de plástico y lavándola por la mañana con un champú de alquitrán o un imidazólico. La escama adherente se suaviza gradualmente, se desprende, y puede ser retirada con el peinado, con cuidado de no aplicar mucha tracción al cabello.

El eczema facial puede tratarse con cremas de corticoides de baja potencia o fórmulas que contengan corticoides suaves con antifúngicos (si están disponibles). En ocasiones es necesario un corticoide tópico moderadamente potente. La otitis externa asociada con el eczema seborreico puede abordarse con cremas de corticoides de potencia baja o moderada, y gotas óticas con corticoides. Los preparados con neomicina deben evitarse, ya que pueden causar dermatitis alérgica de contacto. La blefaritis puede tratarse con compresas calientes y un desbridamiento suave con un bastoncillo de algodón. Puede emplearse la pomada oftálmica de sulfacetamida sódica.

El patrón petaloideo del eczema seborreico suele requerir un corticoide moderadamente potente. El eczema seborreico intertriginoso puede ser tratado con corticoides de potencia baja o moderada, solos o en combinación con antifúngicos (ketoconazol o nistatina) u otros antimicrobianos. Puede ser útil la crema de ketoconazol aplicada dos veces al día durante 2 semanas. Si el área a tratar es exudativa, pueden aplicarse compresas de permanganato potásico (1:10.000) o acetato de aluminio al 5%. Pueden ser necesarios los antibióticos orales en caso de sobreinfección.

Otros tratamientos ocasionalmente empleados para la dermatitis seborreica son las aplicaciones de terbinafina en crema, peróxido de benzoílo al 2,5%, metronidazol en crema e itraconazol oral, 100 mg al día durante 3 semanas.

Pronóstico

El eczema seborreico infantil suele resolverse en pocas semanas, pero algunos casos acaban desarrollando un eczema atópico, que puede persistir durante mucho más tiempo. En los adultos, la enfermedad suele responder bien al tratamiento, pero puede recidivar durante años.

Puntos clave – eczema seborreico

- El eczema seborreico afecta al menos al 2% de la población, y es mucho más frecuente en los infectados por el VIH.
- Afecta al cuero cabelludo, la cara, las áreas centrales del tronco y los pliegues proximales.
- La levadura *Malassezia* (pityrosporum) puede tener un papel causal.
- En los bebés, la costra láctea puede tratarse con un enjabonado diario con un champú suave para retirar las costras.
- En los adultos, se emplean diversos corticoides tópicos moderadamente potentes o antifúngicos tópicos.

Referencias clave

Plewig G, Jansen T. Seborrheic dermatitis. In: Freedberg IM, Eisen AZ, Wolff K et al., eds. *Fitzpatrick's Dermatology in General Medicine*, 5th edn. New York: McGraw Hill 1999;1482–9.

Shuster S. The aetiology of dandruff and the mode of action of therapeutic agents. *Br J Dermatol* 1984;111:235–42.

6 Eczema de manos y pies

El eczema endógeno de manos y pies es frecuente, pero la dermatitis exógena de las manos lo es aún más (ver caps. 1 y 2 sobre la dermatitis alérgica e irritativa de contacto, respectivamente). Con independencia de la causa, el eczema de manos es una enfermedad invalidante, tanto física como psicológicamente. En el medio industrial, donde el eczema de manos suele venir inducido o agravado por la exposición a irritantes, es una fuente principal de querellas para indemnizaciones y litigios. Las contribuciones relativas de los factores exógenos y endógenos son con frecuencia extremadamente difíciles de determinar en estos casos.

Epidemiología

El eczema de manos y pies puede aparecer a cualquier edad. Las presentaciones agudas se observan con menor frecuencia de la edad media de la vida en adelante. En niños y adultos jóvenes, el eczema de manos se suele asociar con el eczema atópico. En los adultos mayores, se ve con mayor frecuencia aislado. Las manos se afectan más que los pies. El ponfólix suele brotar en la primavera o el verano. El eczema hiperqueratósico se observa con mayor frecuencia en hombres de edad media o avanzada.

Fisiopatología

El eczema endógeno de manos y pies es probablemente una enfermedad autoinmune, aunque el antígeno no ha podido ser identificado. Suele haber una historia previa de dermatitis atópica o alérgica de contacto. El contacto con irritantes desempeña una función agravante en muchos casos. El estrés parece con frecuencia provocar brotes.

Presentación clínica

El eczema endógeno de manos y pies tiende a ser bastante simétrico en distribución. Las manos se afectan con mayor frecuencia que los pies y en ocasiones ambos se afectan. Existen dos patrones bastante diferentes: ponfólix (vesículo-ampolloso) e hiperqueratósico.

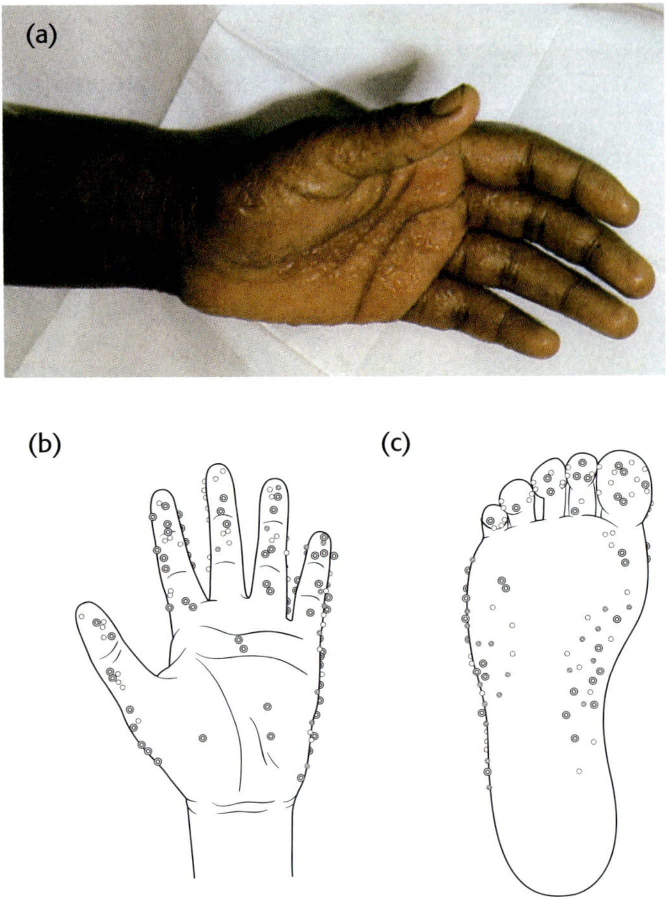

Figura 6.1. (a) y (b) Queiroponfólix; (c) Podoponfólix. Reproducido con permiso de Cerio R Jackson, WF. Colour Atlas od Allergic Skin Disorders, London, Wolfe 1992.

Ponfólix. El término deriva de la palabra griega que significa ampolla *(pemphix)*. El nombre es muy adecuado ya que las vesículas y ampollas son las lesiones características de este patrón de eczema (fig. 6.1). Los términos queiroponfólix y podoponfólix se usan para denotar la afectación de las manos o los pies, respectivamente. El nombre arcaico de eczema dishidrótico es menos adecuado ya que implica una alteración de los ductos o glándulas sudoríparas, que nunca ha sido confirmada.

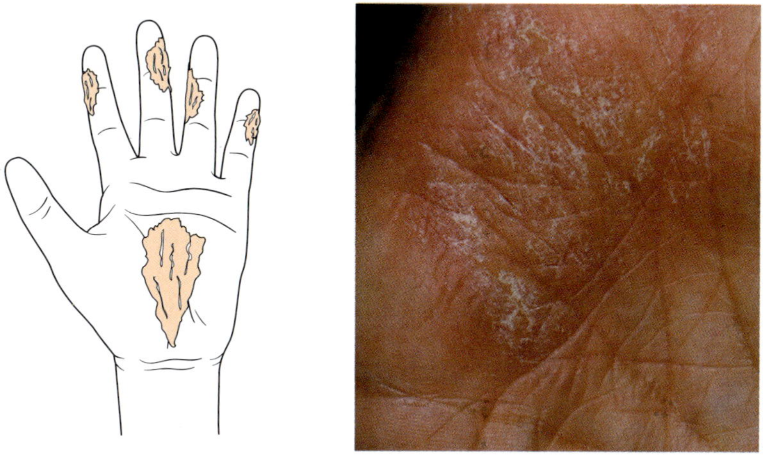

Figura 6. Eczema palmar hiperqueratósico. Reproducido por cortesía del Instituto de Dermatología de St Thomas´ Hospital. London. UK.

El ponfólix suele ser episódico. Los episodios agudos de intenso picor o quemazón van seguidos a las pocas horas de una erupción de vesículas que se extienden y pueden confluir formando grandes ampollas. Las zonas más afectadas son las palmas, las plantas y las caras laterales de las manos, los dedos de las manos y los pies. A medida que se rompen las ampollas, el ezcema se hace muy exudativo y doloroso. La erupción tiende a secarse en unas dos semanas, y acaba en una fisuración dolorosa de la piel en las fases subaguda y crónica. El curso clínico es muy variable, pero en algunos casos aparecen ataques recurrentes a intervalos de 3-4 semanas durante meses o años.

Eczema hiperqueratósico. El patrón hiperqueratósico se presenta como placas pruriginosas, eritematosas, descamativas, fisuradas e hiperqueratósicas en las palmas y las superficies palmares de los dedos (fig. 6.2) y en las plantas. El grado de hiperqueratosis es variable. El dolor asociado con las fisuras profundas es con frecuencia el problema más molesto, especialmente cuando la hiperqueratosis es pronunciada.

La infección secundaria del eczema de la mano y el pie es común, y puede dar lugar a la formación de pústulas o linfangitis.

Si están afectadas las caras dorsales de los dedos es probable que haya alteraciones en las uñas. Estas incluyen las estriaciones transversales, el piqueteado, el engrosamiento y la decoloración.

Diagnóstico

El eczema endógeno de las manos y los pies se diagnostica clínicamente cuando los signos descritos están presentes y se han excluido otras causas. Es esencial una cuidadosa historia para excluir la dermatitis por irritante o alérgica. La prueba del parche puede ayudar a confirmar o excluir una alergia, y las reacciones positivas al níquel, cobalto o cromo pueden ser particularmente relevantes.

Una historia de eczema atópico, asma o rinitis alérgica puede indicar que el eczema endógeno de las manos se ha desarrollado como manifestación de la predisposición atópica. El eczema de las manos suele desarrollarse a medida que el eczema atópico generalizado remite, y puede persistir posteriormente. El aumento de IgE apoya esta etiología.

Diagnóstico diferencial. Debe considerarse siempre la infección fúngica dermatofítica. Al contrario que el eczema endógeno, suele ser asimétrico. En los pies, los dermatofitos pueden estar sólo presentes en los espacios interdigitales, o pueden extenderse a las áreas adyacentes. La afectación de toda la planta se conoce como patrón en mocasín. Las áreas infectadas de la piel son eritematosas y descamativas. Existe con frecuencia una piel macerada en los espacios interdigitales. En las palmas hay una erupción que con mayor frecuencia es unilateral, circunscrita y eritematosa, con una descamación prominente en los pliegues. Se suelen observar pústulas alrededor de los márgenes de la piel afectada. La infección dermatofítica puede simular una erupción ampollosa como la que se observa en el ponfólix. El examen microscópico de un raspado de piel con KOH al 10% o el cultivo para hongos confirmará la infección.

La presencia de una infección dermatofítica en los pies provoca ocasionalmente una erupción eczematosa de las palmas. Este fenómeno bien reconocido se conoce como reacción ide o dermatofítide.

La psoriasis de las palmas y las plantas puede ser difícil de distinguir de un patrón hiperqueratósico crónico de eczema endógeno de las manos. Las lesiones psoriásicas suelen tener un margen más definido. Puede haber evidencia de psoriasis en otras zonas, especialmente en el cuero cabelludo, los codos y las rodillas. Los brotes regulares de pústulas en las palmas y las plantas son característicos de la variante de psoriasis conocida como psoriasis palmoplantar. Con frecuencia no se asocia con psoriasis de otras zonas. Las pústulas son raras en el eczema, y suelen indicar una sobreinfección. Una erupción similar al ponfólix puede aparecer como

una complicación del tratamiento con inmunoglobulinas intravenosas. El penfigoide ampolloso y otras enfermedades inmunoampollosas causan una erupción que puede parecerse al ponfólix.
En los niños, un diagnóstico diferencial adicional es la dermatosis plantar juvenil (ver pág. 77).

Tratamiento

Las opciones de tratamiento para el eczema de las manos están resumidas en la tabla 6.1. La educación acerca del cuidado de las manos es importante. En general, los pacientes deben evitar el jabón, usar guantes de goma o PVC cuando se laven las manos o el pelo, y aplicar emolientes con frecuencia.

Se emplean corticoides potentes o muy potentes, ya que el eczema de las manos no responde a los corticoides de baja o moderada potencia. Cuando una aplicación dos veces al día no mejora los síntomas, la oclusión de las manos con guantes de polietileno o los pies con un film plástico con emolientes o corticoides tópicos mejorará la respuesta. En general es más fácil hacer esto por la noche. Sin embargo, la oclusión aumenta mucho los efectos adversos de los corticoides tópicos, además de los beneficiosos. La oclusión con corticoides potentes sólo debería usarse de forma intermitente durante cortos períodos de tiempo.

Los inmunomoduladores tópicos (por ej., pimecrolimus al 1% en crema aplicado dos veces al día) se emplean en ocasiones para

TABLA 6.1

Opciones de tratamiento para el eczema de las manos

- Consejos sobre cuidados generales de las manos (evitar jabón, uso de guantes, emolientes)
- Corticoides potentes o muy potentes
- Inmunomoduladores tópicos (por ejemplo, pimecrolimus en crema al 1%)
- Extractos/formulaciones de alquitrán
- Fomentos (permanganato potásico)
- Adhesivos de cianoacrilato
- Antibióticos (si infección)
- Corticoides sistémicos, ciclosporina
- Retinoides sistémicos (para reducir la hiperqueratosis)
- PUVA localizado para el eczema hiperqueratósico

tratar el eczema de las manos. Esto parece mejorar la respuesta si se combinan con corticoides tópicos durante los brotes agudos, y puede también ejercer un útil efecto ahorrador de corticoides a largo plazo. Las pautas óptimas para el uso de inmunomoduladores tópicos en el eczema de las manos deben todavía determinarse.

Los extractos de alquitrán de hulla o las formulaciones de extracto de hulla al 2-5% pueden combinarse con un corticoide tópico. Esto puede reducir el prurito, pero puede picar si hay fisuras.

En el ponfólix agudo, es mejor aspirar que recortar las ampollas. Para reducir la exudación de las manos, estas pueden empaparse en solución de permanganato potásico 1:10.000 durante 10 min. Inicialmente, esto debe repetirse cada 2 horas, pero la frecuencia puede reducirse a medida que la erupción remite.

El adhesivo de cianoacrilato (Superglue) puede conseguir un alivio inmediato cuando existe un dolor provocado por una sola fisura: la grieta simplemente se pega con el producto. Sin embargo, estas sustancias son potencialmente alergénicas, por lo que no debe recomendarse su uso regular.

Pueden ser necesarios los antibióticos (Flucloxacilina o eritromicina) y deben administrarse pronto, si hay signos de infección. La celulitis, la linfangitis o la septicemia pueden complicar esta situación.

Los corticoides sistémicos y la ciclosporina suelen ser eficaces, pero pueden requerirse dosis altas. Los corticoides intramusculares *depot* se suelen emplear con buen resultado. La inyección intralesional de corticoides (por ej., triamcinolona, 10 mg/ml) puede ser útil. Los inmunosupresores citotóxicos como azatioprina o metotrexate se emplean en casos ocasionales refractarios.

Los retinoides sistémicos (por ej., acitretino) pueden ser útiles para reducir la hiperqueratosis. Este fármaco es teratogénico, y no se suele recetar a mujeres en edad fértil.

La irradiación local con luz ultravioleta es eficaz, pero poco conveniente. Para los pacientes que pueden visitar un hospital dos veces por semana, el PUVA puede administrarse empapando las manos en una solución de 8-metoxipsoraleno antes de la irradiación con UVA.

En casos cuidadosamente seleccionados, la radioterapia superficial puede ser muy eficaz.

Las erupciones muy graves pueden precisar un ingreso hospitalario para tratamiento intensivo y reposo.

Pronóstico

Los casos agudos pueden remitir. Los casos subagudos o crónicos tienen un pronóstico menos satisfactorio y tienden a persistir durante años. El eczema endógeno de las manos suele ser refractario al tratamiento, y se asocia con un curso más prolongado.

Puntos clave – eczema de manos y pies

- El eczema endógeno de las manos y los pies tiende a presentar alguno de estos dos patrones: ponfólix (vesículo-ampolloso) e hiperqueratósico.
- Una predisposición atópica es un factor importante.
- La dermatitis de las manos y los pies puede ser extremadamente incapacitante.
- El diagnóstico del eczema endógeno de manos y pies requiere la exclusión de otras formas de dermatitis, psoriasis, dermatofitosis y otras dermatosis.
- Suelen ser necesarios corticoides tópicos potentes o muy potentes, pero incluso estos en ocasiones no son eficaces.
- Para mayor eficacia, se recomienda emplearlos con inmunomoduladores tópicos.
- Para los casos más refractarios, se emplean ocasionalmente diversos tratamientos de segunda elección con más riesgo de efectos secundarios.

Referencias clave

Barth JH, Venning VA, Wojnarowska F. Palmoplantar involvement in autoimmune blistering disorders: pemphigoid, linear IgA disease, and herpes gestationis. *Clin Exp Dermatol* 1988;13:85–6.

Egan CA, Rallis TM, Meadows KP, Krueger GG. Low dose oral methotrexate treatment for recalcitrant palmoplantar pompholyx. *J Am Acad Dermatol* 1999;40:612–14.

Forsbeck M, Skog E, Asbrink E. Atopic hand dermatitis. *Acta Derm Venereol* 1983;63:9–143.

Schempp CM, Muller H, Czech W et al. Treatment of chronic palmoplantar eczema with local bath-PUVA therapy. *J Am Acad Dermatol* 1997;36:733–7.

Schnopp C, Remling R, Mohrenschlager M et al. Topical tacrolimus (FK506) and mometasone furoate in treatment of dyshidrotic palmar eczema: a randomized, observer-blinded trial. *J Am Acad Dermatol* 2002;46:73–7.

Stambaugh MD, DeNittis AS, Wallner PE, Heymann WR. Complete remission of refractory dyshidrotic eczema with the use of radiation therapy. *Cutis* 2000;65:211–4.

Veien NK, Menne T. Acute and recurrent vesicular hand dermatitis (pompholyx). 2nd ed. In: Menne T, Maibach HI, eds. *Hand Eczema.* Boca Raton, Florida: CRC Press, 2000;147–64.

Whittam LR, Hay RJ, Hughes RAC. Eczematous reactions to human immune globulin. *Br J Dermatol* 1997;137:481–2.

7 Otras formas de eczema

Las formas de eczema consideradas en este capítulo se resumen en la tabla 7.1

Eczema venoso

Este tipo común de eczema se conoce como «varicoso», «de estasis» o «gravitacional» y afecta a pacientes de mediana edad o ancianos. Se observa con mayor frecuencia en las piernas (fig. 7.1) y está causado por la hipertensión venosa. Existe una fuerte asociación con las varices y la trombosis venosa profunda. Suelen aparecer picor, eritema y descamación inicialmente en la cara interna de la zona inferior de la pierna. Otras manifestaciones de la hipertensión venosa están

TABLA 7.1

Otras formas de eczema

Condición	Sinónimos	Diagnóstico diferencial
Eczema venoso	Eczema varicoso Eczema de estasis Eczema gravitacional	Celulitis Dermatitis de contacto alérgica
Eczema discoide	Eczema numular/ dermatitis	
Eczema asteatósico	Eczema craquelé	
Pitiriasis alba		
Dermatosis plantar juvenil	Eczema de antepié	Infección dermatofítica Dermatitis atópica Dermatitis de contacto alérgica
Liquen simple	Neurodermatitis circunscrita	
Prurigo nodular	Prurigo de Hyde	Liquen plano hipertrófico Penfigoide ampolloso en los ancianos
Dermatitis exfoliativa	Eritrodermia	

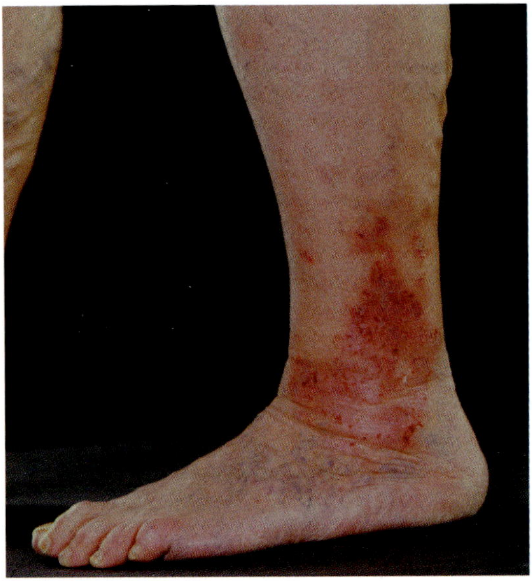

Figura 7.1.
Eczema venoso.

presentes con frecuencia, e incluyen el edema, la púrpura, el depósito de hemosiderina (pigmentación marrón), la ulceración y la lipodermatoesclerosis (endurecimiento leñoso del tejido subcutáneo). La erupción puede extenderse al resto de la extremidad inferior, y ocasionalmente da lugar a un eczema exfoliativo generalizado. A veces, pueden aparecer cambios similares en otras zonas de hipertensión venosa, como la piel pendular de un abdomen obeso, o en asociación con una fístula arteriovenosa artificial en el miembro superior.

El diagnóstico suele ser directo. Aunque la infección secundaria puede complicarlo, el eritema del eczema suele provocar confusión con la celulitis. El eczema es pruriginoso y puede en general distinguirse de la celulitis, que es dolorosa. El eczema venoso debe distinguirse también de la dermatitis de contacto alérgica, que no es raro encontrar en este tipo de pacientes. La sensibilización puede ser debida a los vendajes, los esparadrapos, o los medicamentos tópicos.

El tratamiento requiere una combinación de medidas para reducir la hipertensión venosa y tratar el eczema. Debe recomendarse la reducción de peso y la elevación de las extremidades. Si no hay insuficiencia arterial, puede aplicarse compresión mediante medias de soporte, o vendajes compresivos. La cirugía de las varices es en ocasiones beneficiosa.

Los emolientes y los corticoides tópicos de potencia moderada o alta controlarán el eczema.

Eczema discoide

El eczema discoide es sinónimo de eczema «numular». Deriva del latín *nummus,* que quiere decir moneda, y se refiere a la forma de las lesiones, que suelen ser placas circulares (fig. 7.2). Esta forma de eczema aparece predominantemente como una erupción idiopática en personas de ambos sexos, alrededor de los 50 años de edad. También hay un pico en las mujeres de 15 a 25 años de edad.

Ocasionalmente hay casos inducidos por fármacos, en particular por el tratamiento con sales de oro.

Las lesiones están bien delimitadas, y son placas con forma de moneda localizadas en el tronco o las extremidades. Las lesiones únicas o múltiples tienden a aparecer de forma episódica. Las lesiones individuales pueden persistir durante períodos prolongados y suelen recurrir en las áreas previamente afectadas. En la fase aguda, las lesiones surgen como placas con pápulas y vesículas eritematosas. Pueden hacerse exudativas y se infectan fácilmente por *Staphylococcus aureus.*

Los emolientes son eficaces en ocasiones, pero la mayoría de los pacientes requieren la aplicación de un corticoide tópico potente. La utilidad de los inmunomoduladores tópicos como tacrolimus y pimecrolimus no está todavía establecida, pero pueden ser útiles.

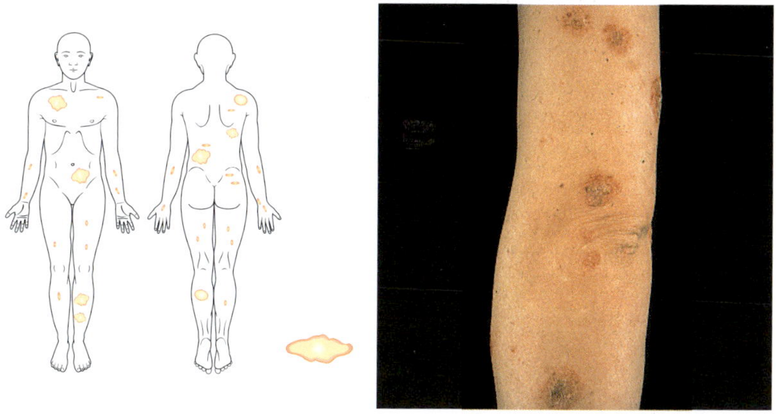

Figura 7.2. Eczema discoide. Reproducido por cortesía del Institute of Dermatology St Thomas' Hospital. London. UK.

Eczema asteatósico

El eczema asteatósico es sinónimo de «eczema craquelé», una palabra francesa que significa «agrietado». El aspecto suele describirse como el de un pavimento de losas (fig. 7.3). Esto se observa principalmente en personas ancianas con piel seca. Tiende a ser peor en los meses de invierno, posiblemente debido a la disminución de la humedad causada por las calefacciones. Puede estar también precipitado por el exceso de lavado, que retira demasiados lípidos de la capa córnea. Esto ocurre en ocasiones en los ancianos ingresados en el hospital, sometidos a lavados de la piel demasiado entusiastas.

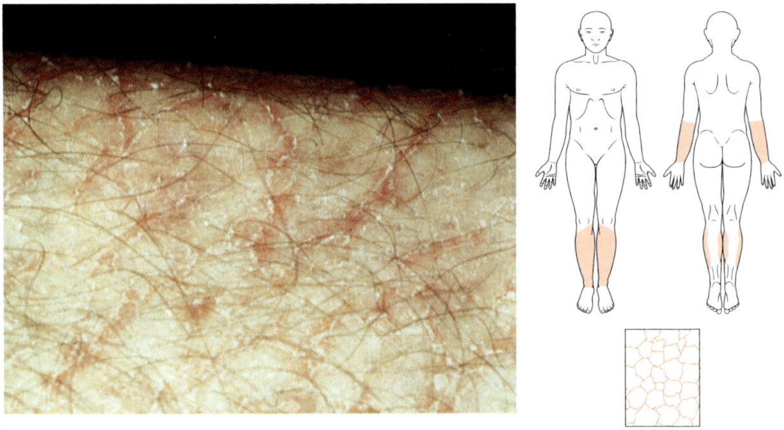

Figura 7.3. Eczema asteatósico.

La piel afectada tiene un aspecto muy seco. Aparece una erupción eritematosa y descamativa, generalmente en las piernas, con fisuras superficiales que causan el aspecto resquebrajado. Cuando es intenso, el área fisurada puede ser hemorrágica.

Los emolientes son útiles. Los preparados de urea aumentan la hidratación. Los corticoides tópicos de potencia baja o moderada pueden requerirse para cortos periodos de tiempo. Se debe aconsejar a los pacientes que eviten lavarse demasido, especialmente con jabón. El aumento de humedad en el ambiente también puede ser de ayuda.

Pitiriasis alba

La pitiriasis alba es un patrón de eczema en el que la hipopigmentación es el dato más frecuente (fig. 7.4). Cierto eritema y

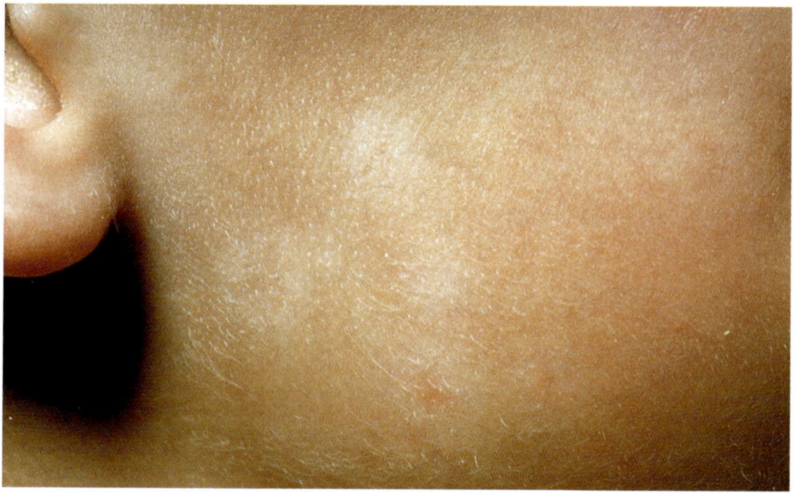

Figura 7.4. Pitiriasis alba.

descamación suelen preceder al desarrollo de la hipopigmentación pero estos suelen ser de carácter relativamente leve. Suele ser una manifestación del eczema atópico. Se observa sobre todo en niños entre los 3 y los 16 años de edad.

La hipopigmentación es más frecuente en la piel pigmentada, y en pieles más blancas puede hacerse más evidente con el bronceado. Las lesiones suelen estar confinadas a la cara, y son más frecuentes alrededor de la boca, la barbilla y las mejillas. Con menor frecuencia son lesiones diseminadas por el tronco y las extremidades.

El curso es variable pero la mayor parte de los casos persisten durante meses, y algunos pacientes tienen hipopigmentación durante un año o más, una vez la descamación y la inflamación activa remiten.

La respuesta al tratamiento es con frecuencia decepcionante, principalmente porque la pigmentación tarda mucho tiempo en recuperarse. La descamación puede reducirse con una crema emoliente, y el extracto de alquitrán puede ser útil para lesiones crónicas del tronco. Los corticoides de baja potencia son útiles si persiste la inflamación. Tacrolimus y pimecrolimus tópicos son eficaces y bien tolerados en el eczema atópico facial, y pueden ser útiles, si es necesario, en la pitiriasis alba.

Dermatosis plantar juvenil

La dermatosis plantar juvenil (fig. 7.5) afecta casi exclusivamente a los pies de los niños de 3 a 14 años de edad.

Parece más común en los que tienen una historia familiar de atopia, y predomina en varones.

La superficie plantar de la zona anterior del pie está afectada en todos los casos, y la erupción es simétrica. Suele extenderse a los dedos y ocasionalmente hacia atrás, hacia el tobillo. La predilección por la parte anterior del pie se refleja en el sinónimo «eczema de la parte anterior del pie». Sólo ocasionalmente se afecta la cara dorsal del pie, y muy raramente las palmas. La piel se vuelve roja, ligeramente descamativa y un poco hiperqueratósica. Pueden desarrollarse fisuras dolorosas. El aspecto brillante o «glaseado» es muy característico.

Los posibles factores etiológicos son el calzado no permeable (calzado deportivo), las condiciones de calor y humedad, la retención de sudor, la maceración y la fricción, pero la causa de esta dermatosis no está clara.

Los diagnósticos diferenciales incluyen la infección dermatofítica, por lo que es útil recordar que la dermatosis plantar juvenil respeta los espacios interdigitales. Deben considerarse también el eczema atópico y la dermatitis de contacto alérgica. Puede ser necesario tomar muestras de piel para estudio micológico y una prueba del parche para calzado.

Ningún tratamiento puede garantizar la eficacia. Generalmente, se aconseja cambiar el calzado deportivo por zapatos de piel o sandalias, y llevar calcetines de algodón 100%. Las plantillas de carbón activado pueden reducir el sudor de los pies. Los emolientes (por ej., preparados de urea), la pasta Lassar y los extractos de alquitrán pueden ser beneficiosos. La respuesta a los corticoides tópicos suele

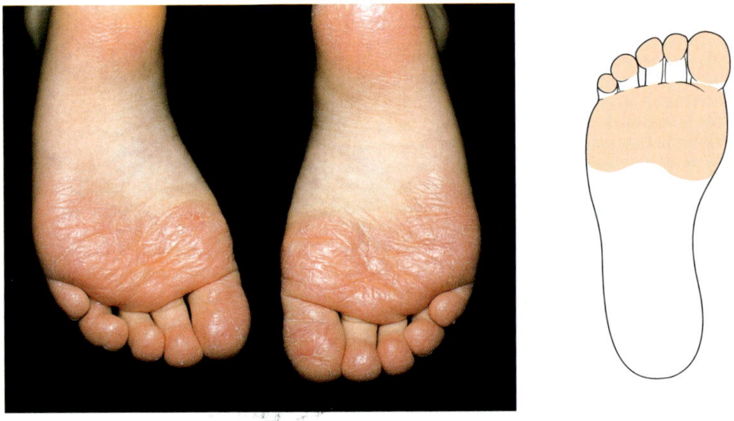

Figura 7.5. Dermatosis plantar juvenil.

ser muy limitada. Si la dermatosis es intensa, con fisuración o exudación, es aconsejable el reposo. La enfermedad suele remitir espontáneamente durante la adolescencia, aunque de forma ocasional persiste hasta la edad adulta.

Liquen simple

Este tipo común de eczema (fig. 7.6) se ha denominado también neurodermatitis circunscrita, para indicar que la enfermedad es causada o al menos mantenida en parte por la excoriación obsesiva. El liquen simple aparece a partir de la adolescencia, con un pico de incidencia a los 30-50 años de edad. Suele aparecer una única placa de piel afectada, aunque en ocasiones pueden aparecer varias placas. Las lesiones son pruriginosas y tienen una intensa liquenificación: engrosamiento de la piel en parte por la inflamación y en parte por el frotado o rascado repetidos (ver fig. 3.5 en la pág. 37). Las lesiones son ligeramente descamativas, bien demarcadas y tienen una superficie rugosa o incluso verrucosa. Pueden oscilar en tamaño desde pequeños nódulos a grandes placas, de 20-30 cm de diámetro. El prurito parece ser desproporcionado en relación a los cambios objetivos. En la piel pigmentada suelen apreciarse cambios pigmentarios postinflamatorios. Las zonas más frecuentemente afectadas son la región anogenital en ambos sexos, la nuca en mujeres, y las caras anteriores de las piernas en los hombres. Otras áreas donde aparecen lesiones son los tobillos, el cuello, el cuero cabelludo, los muslos y las superficies extensoras de los antebrazos.

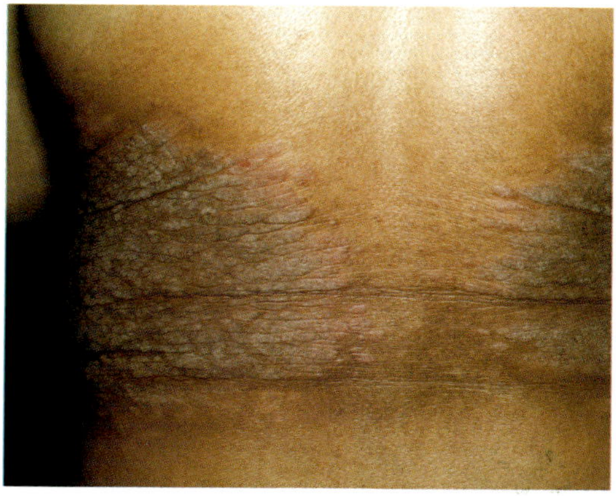
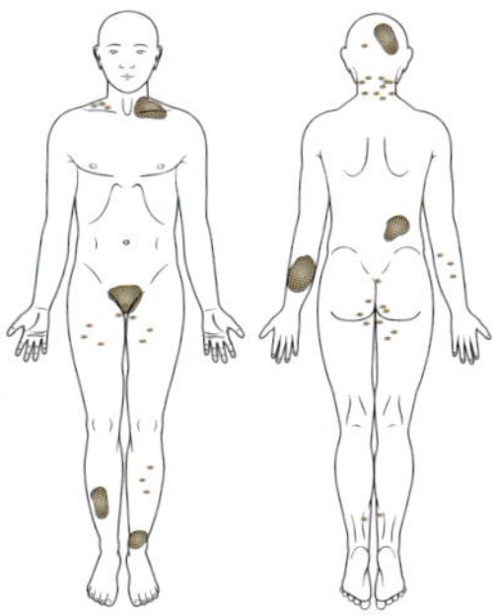

Figura 7.6. Liquen simple crónico.

Algunos casos representan una psoriasis localizada, y algunos pacientes tienen signos de ambas enfermedades. Debe explorarse al paciente buscando las características placas bien delimitadas, descamativas, eritematosas de psoriasis en otras zonas. Otros estigmas de psoriasis, como onicólisis o artropatía de las articulaciones interfalángicas distales, pueden asimismo encontrarse.

Esta forma de eczema suele ser muy refractaria al tratamiento. En ocasiones son eficaces los corticoides de potencia alta o muy alta. Puede ser útil la oclusión para proteger la piel de la excoriación y potenciar la penetración del corticoide. Esto puede conseguirse con vendas medicadas, apósitos hidrocoloides, o película de polietileno. Los vendajes oclusivos impregnados con alquitrán cambiados cada 5-7 días son una estrategia adecuada. La triamcinolona intralesional, 10 mg/ml, puede considerarse para las lesiones aisladas resistentes. Esta forma de eczema parece mantenerse por el rascado y el frotado repetido y puede aliviarse si este comportamiento puede evitarse.

Prurigo nodular

El prurigo nodular (fig. 7.7) es una variante relativamente poco común de eczema que afecta a los adultos de ambos sexos. Se parece al liquen simple en que la erupción parece ser en parte resultado del rascado constante, y esto da lugar en ocasiones a la impresión de que la enfermedad está causada primariamente por la excoriación neurótica.

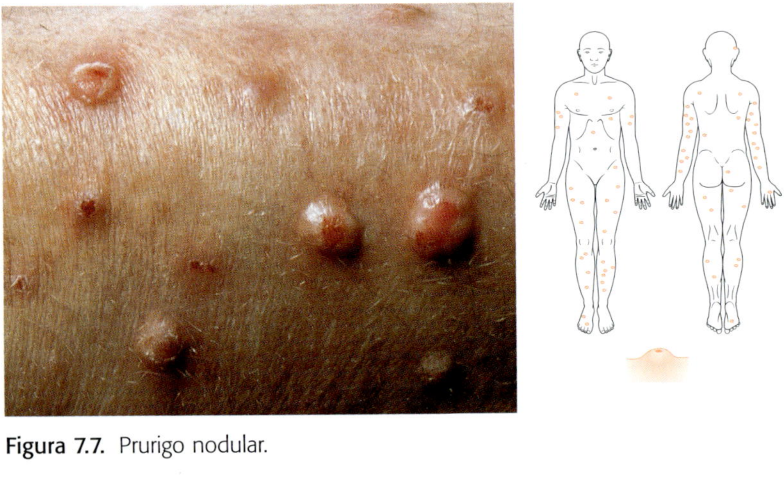

Figura 7.7. Prurigo nodular.

Al contrario que el liquen simple, las lesiones suelen ser nódulos más que placas, y con frecuencia son muy numerosas. No importa cuántas estén presentes. Cada una es rascada indudablemente todos los días. Al igual que en el eczema atópico, el estrés emocional desempeña un importante papel contributivo. Sin embargo, la noción de que esta enfermedad tiene un origen psicológico no parece consistente con la respuesta inmediata al fármaco inmunosupresor ciclosporina, que no tiene actividad psicotrópica alguna. Muchos pacientes tienen una historia de atopia y de eczema atópico. Algunos pacientes dicen que la erupción comenzó después de una picadura de insecto.

Las lesiones eran nódulos excoriados, que en ocasiones aparecian sobre un fondo de piel eczematosa e inflamada. Los nódulos pueden evolucionar a lesiones firmes globulares de 1-3 cm de diámetro con una superficie elevada y rugosa. Las lesiones precoces son eritematosas. Las lesiones recientemente excoriadas pueden cubrirse de costras y escamas. En ocasiones están rodeadas por un anillo irregular de hiperpigmentación. Las lesiones tienden a agruparse y a ser numerosas. Las partes distales de las extremidades son las más afectadas, especialmente las superficies extensoras. Otras zonas afectadas son el tronco, la cara y las palmas.

El diagnóstico es clínico. Si existen dudas, las lesiones pueden ser biopsiadas para excluir un liquen plano hipertrófico y, en los ancianos, un penfigoide ampolloso, que puede presentar lesiones similares.

Como el liquen simple, esta enfermedad tiende a ser muy refractaria al tratamiento tópico, y sigue un curso prolongado. El intenso picor se alivia sólo ocasionalmente por los emolientes y los corticoides tópicos potentes. La oclusión del corticoide tópico o el uso de vendajes adhesivos impregnados con corticoides puede ser más eficaz. Las inyecciones intralesionales de triamcinolona pueden ser beneficiosas en las lesiones particularmente resistentes. La fototerapia ultravioleta (PUVA o UVB) puede reducir el picor, pero es potencialmente carcinogénica. La inmunosupresión sistémica con ciclosporina o azatioprina puede ser beneficiosa, pero esta pauta acarrea también riesgos significativos. Para el paciente muy afectado, una tanda corta de corticoides orales puede ser muy beneficiosa, pero puede haber recidivas rápidamente, y con mayor intensidad, al suspenderlos. La talidomida se ha considerado eficaz, pero el uso de este fármaco está limitado por su teratogenicidad y su tendencia a inducir una neuropatía periférica. Los tranquilizantes y los antihistamínicos sedantes pueden ayudar al permitir a los pacientes descansar y dormir.

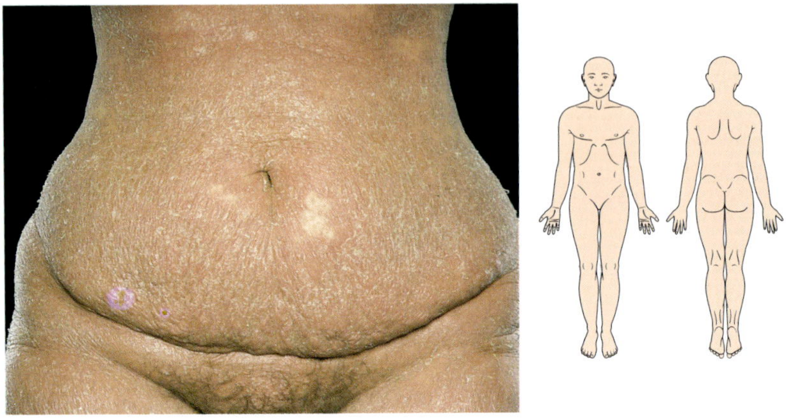

Figura 7.8. Dermatitis exfoliativa.

Dermatitis exfoliativa

La dermatitis inflamatoria que afecta al 90% o más de la superficie corporal, con independencia de la causa, se conoce como dermatitis exfoliativa o eritrodermia (fig. 7.8). La eritrodermia tiene numerosas causas (tabla 7.2); aunque los diversos tipos de eczema son posiblemente la más común; la psoriasis, las toxicodermias y el linfoma cutáneo de células T son posiblemente las más importantes. El uso de hierbas como la hierba de San Juan pueden también desencadenar esta reacción. En algunos casos la eritrodermia aparece *de novo* en un paciente sin historia alguna de enfermedad dermatológica, y no se encuentra la causa.

La eritrodermia puede desarrollarse de repente y muy rápidamente (12-48 horas), en particular en los pacientes con un eczema atópico preexistente o una alergia de contacto grave. El prurito suele ser intenso. Existe un eritema generalizado con diversos grados de descamación y exudación. El paciente suele presentar malestar general, adenopatías generalizadas y fiebre. Puede sufrir escalofríos generalizados, seguidos de hipotermia, que provocarán un fracaso de la termorregulación de la piel. Cuando la eritrodermia persiste pueden caerse el cabello y el vello corporal, y las uñas pueden hacerse rugosas y engrosadas, y también pueden llegar a desprenderse.

Cuando no está claro un diagnóstico subyacente, debe realizarse una historia farmacológica rigurosa. Los preparados de venta libre y las hierbas deben ser también considerados. Una biopsia cutánea puede ayudar a identificar la causa de la eritrodermia en algunos casos, pero con frecuencia sólo mostrará datos de eczema intenso.

TABLA 7.2

Causas de dermatitis exfoliativa

Dermatitis	Otras enfermedades cutáneas	Fármacos
Atópica	Penfigoide ampolloso	Alopurinol
Alérgia de contacto	Linfoma cutáneo de células T	Amiodarona
Gravitacional	Dermatomiositis	Antibióticos
Seborreica	Dermatofitosis	Antimaláricos
	Enfermedad injerto contra huésped	Antituberculosos
	Ictiosis	Aspirina
	Liquen plano	Captopril
	Lupus eritematoso	Carbamacepina
	Pitiriasis rubra pilar	Cimetidina
	Pénfigo foliáceo	Diltiazem
	Psoriasis	Difenilhidantoína (fenitoína)
	Sarcoidosis	Oro
		Litio
		Sulfonilurea
		Tiazidas

Las erupciones exfoliativas agudas se tratan mejor en un hospital. El estado circulatorio, la temperatura corporal, la urea, los electrólitos y el balance de líquidos requieren una monitorización cuidadosa; la hipotermia, la deshidratación, la depleción de proteínas, la insuficiencia cardíaca y la infección deben tratarse de manera adecuada.

Se deben aplicar en la piel cantidades abundantes de emolientes, con frecuencia combinados con un corticoide tópico. El tratamiento es más simple si se conoce la causa. Debe suspenderse un fármaco causante. Una dermatosis preexistente puede ser tratada de forma agresiva.

La eritrodermia es potencialmente mortal, especialmente en personas muy jóvenes y en ancianos. La septicemia es la causa más frecuente de mortalidad. Muchos casos evolucionan rápidamente en cuestión de días, y otros se manifiestan con una eritrodermia que persiste durante meses o años. Algunos pacientes se recuperan y su lesión recidiva de vez en cuando, con frecuencia sin ninguna causa aparente.

Puntos clave – otras formas de eczema

- El eczema venoso es el resultado de la hipertensión venosa, y suele aparecer en las extremidades inferiores en asociación con la incompetencia venosa profunda. Suele ser diagnosticado erróneamente de celulitis. El eczema es pruriginoso y tiene un inicio gradual, mientras que la celulitis suele ser dolorosa, y mucho más aguda.
- La pitiriasis alba es una variante de eczema en el que la hipopigmentación es el dato más destacado.
- El eczema discoide consiste en placas aisladas eritematosas y descamativas de tamaño variable, que suelen estar bien delimitadas y pueden ser muy exudativas en las fases agudas.
- El eczema asteatósico es un patrón de inflamación en la piel seca.
- El liquen simple es una forma común de eczema que comprende una o más placas pruriginosas, liquenificadas, que pueden aparecer en cualquier zona.
- La dermatosis plantar juvenil se observa con frecuencia en niños y se presenta con un aspecto brillante característico en la superficie plantar de la zona anterior del pie y en los dedos.
- El prurigo nodular es una dermatosis extremadamente pruriginosa.
- La dermatitis exfoliativa se define como una inflamación generalizada que afecta al menos al 90% de la piel.

Referencias clave

Berth-Jones J, Smith SG, Graham-Brown RAC. Nodular prurigo responds to cyclosporin. *Br J Dermatol* 1995;132:795–9.

Berth-Jones J. Erythroderma. In: Lebwohl MG, Heymann WR, Berth-Jones J, Coulson I, eds. *Treatment of Skin Disease: Comprehensive Therapeutic Strategies*. London: Mosby, 2002;205–8.

Bilen N, Apaydin R, Harova G et al. Stasis dermatitis of the hand associated with an iatrogenic arteriovenous fistula. *Clin Exp Dermatol* 1998;23:208–10.

Holme SA, Roberts DL. Erythroderma associated with St John's wort. *Br J Dermatol* 2000;143:1127–8.

Progreso hacia una mejor descripción de los constituyentes en el etiquetado

Con frecuencia es difícil identificar alergenos que causen una dermatitis de contacto. Una vez se ha conseguido, el siguiente problema es evitar el alergeno. En muchos casos esto es más difícil de lo que debería ser, porque los fabricantes son reacios a enumerar correctamente todos los constituyentes en el etiquetado de sus productos. Esto es importante en especial para los objetos personales que se aplican directamente en la piel, como los cosméticos, los champús, los protectores solares y los desodorantes. Sin embargo, el mismo principio debería aplicarse a todos los productos domésticos, comerciales e industriales. La presión por parte de los consumidores, cada vez más apoyada por la legislación, está gradualmente produciendo progresos en esta área.

Progreso hacia un tratamiento basado en la evidencia

La medicina basada en la evidencia no es un nuevo concepto: siempre ha sido la intención de los médicos utilizar el mejor tratamiento disponible para sus pacientes, teniendo en cuenta el equilibrio requerido entre la seguridad, la eficacia y el coste. El único defecto de este concepto es que la mayor parte de las veces no hay evidencias. Una reciente revisión sistemática de la evidencia disponible para el tratamiento en dermatología confirmó que, como todos ya sabíamos, para la mayor parte de las dermatosis no existe un tratamiento único que haya demostrado ser eficaz en estudios controlados adecuados. Afortunadamente, existe una tendencia actual a establecer la eficacia de las nuevas modalidades mediante metodologías validadas científicamente. Un ejemplo alentador de esto ha sido la reciente introducción de los agentes inmunomoduladores tópicos en el tratamiento del eczema atópico. No hay duda de que estos fármacos son eficaces y que no causan atrofia en la piel. Sin embargo, son más caros que los corticoides tópicos, por lo que es improbable que los sustituyan a corto plazo.

Progreso en terapéutica

En dermatología, como en muchas ramas de la medicina, los médicos han sido cada vez más eficaces en combatir primero las infecciones, y, más recientemente, las neoplasias. Irónicamente, el potente mecanismo aportado por la evolución que nos ayuda a combatir estas patologías — el sistema inmunológico — es ahora responsable de una proporción creciente de nuestra carga de trabajo. Con la excepción de la dermatitis irritativa primaria, las enfermedades tratadas en este libro son el resultado de una disfunción inmunológica. La clave para su tratamiento y su eventual cura radica en la modulación de los mecanismos inmunológicos e inflamatorios implicados.

El progreso parece ir rápido, y existe una clara tendencia para que los nuevos tratamientos sean cada vez más potentes y seguros, a medida que son más específicos. El desarrollo de los corticoides durante los años 1950 y las décadas posteriores fue ciertamente una revolución en la modulación de las respuestas inmunes e inflamatorias. Estos fármacos han mejorado significativamente al minimizar sus efectos mineralocorticoides mientras han aumentado su potencia. Sin embargo, los corticoides todavía tienen múltiples propiedades farmacológicas, y no pueden ser descritos como muy específicos en cuanto a su mecanismo de acción.

El uso de los inmunosupresores citotóxicos sistémicos como azatioprina puede ser útil en el eczema grave. Sin embargo, tampoco son específicos en cuando a su acción, ya que inhiben procesos metabólicos en todas las células en algún grado, y provocan efectos secundarios como la supresión de la médula ósea. En los años 1980 la llegada de la inmunosupresión no citotóxica con la ciclosporina fue un gran avance. Este fármaco se dirige a los procesos inmunológicos e inflamatorios con una especificidad considerablemente mayor mediante la inhibición de la activación linfocitaria. Por desgracia, en su uso sistémico, este fármaco también es potencialmente tóxico, y requiere una cuidadosa monitorización de la función renal y de la presión arterial. Está en camino la investigación para desarrollar fármacos que mantengan la actividad inmunosupresora de la ciclosporina sin su toxicidad asociada.

Cuando tratamos la enfermedad cutánea, tenemos la ventaja de que los fármacos pueden aplicarse por vía tópica. La aplicación local de corticoides nos permite tratar el eczema y evitar en gran manera los efectos secundarios asociados con la exposición sistémica a estos fármacos. Los compuestos que son rápidamente eliminados de la sangre, como el propionato de fluticasona y el furoato de mometasona, han reducido aún más el riesgo de exposición sistémica con la aplicación tópica de corticoides. El otro inconveniente del uso de los corticoides ha sido el que concierne a sus efectos adversos locales, especialmente su potencial de inducir atrofia cutánea. El desarrollo de una formulación tópica de ciclosporina podría evitar este riesgo, pero ha resultado ser imposible, debido a su alto peso molecular. Afortunadamente, algunos fármacos con propiedades similares a las de la ciclosporina tienen un peso molecular más bajo, entre ellos el tacrolimus y el derivado de la ascomicina relacionado, pimecrolimus. Estos han demostrado ser activos cuando son aplicados por vía tópica, y ha sido posible suprimir las reacciones inflamatorias en la piel a la vez que se evita la exposición sistémica a estos fármacos. Ciertamente, este es un avance en términos de especificidad de acción.

Con todo el progreso que esto representa, estos fármacos todavía tienen sus limitaciones. Por vía tópica, no son lo suficientemente potentes como para controlar las formas más graves de eczema atópico. Sería además preferible que hubiera una cura, más que un medio de controlar la enfermedad.

El progreso en la modulación inmunitaria e inflamatoria continúa en muchas direcciones. La tendencia hacia una mayor especificidad de acción se mueve rápidamente, con nuevos tratamientos dirigidos hacia enzimas específicas, receptores de mediadores inflamatorios. Un ejemplo han sido los antagonistas de los leucotrienos, que ya han demostrado ser útiles en el asma y todavía podrían encontrar su lugar en el eczema.

En la actualidad, un área interesante es el desarrollo de los llamados tratamientos «biológicos». Estos usan estrategias inmunológicas, como anticuerpos diseñados especialmente para dirigirse a las acciones de citoquinas específicas, receptores o moléculas de adhesión y bloquearlas. Entre los primeros ejemplos están infliximab y etanercept, que son antagonistas de la citoquina TNF-alfa. Estos ya se emplean para el tratamiento de la enfermedad reumática, y se sabe que son muy eficaces en la psoriasis. Parece muy probable que estos fármacos u otros similares encuentren pronto su lugar en el tratamiento del eczema grave. Tienen un mecanismo de acción tan específico que evitan la mayoría de los efectos secundarios asociados con los corticoides, los citotóxicos y la ciclosporina. Un inconveniente es que probablemente deben ser inyectados o administrados en infusión a intervalos regulares. Además, como son inmunosupresores, comparten con todos los inmunosupresores de acción sistémica el potencial de alterar la respuesta inmune ante la infección y la neoplasia.

Mirando aún más adelante, se requieren progresos en la comprensión de los mecanismos inmunes si queremos aprender cómo controlar las reacciones alérgicas y autoinmunes de forma realmente específica. Esto es lo que se necesita para conseguir tratamientos curativos. A medida que aumente nuestra comprensión, una curación para la alergia al níquel o el eczema atópico aparecerá con seguridad en el horizonte. Este debe ser el objetivo definitivo en la especificidad de la modulación inmunitaria.

Referencias clave

Lebwohl M, Heymann WR, Berth-Jones J, Coulson I, eds. *Treatment of Skin Disease. Comprehensive Therapeutic Strategies*. London: Mosby, 2002.

Fuentes de información adicional

Libros generales de referencia

Champion RH, Burton JI, Burns DA, Breathnach SM, eds. *Textbook of Dermatology*, 6th edn. Oxford: Blackwell Science, 1998.

Freedberg IM, Eisen AZ, Wolff K et al. *Fitzpatrick's Dermatology in General Medicine*, 5th edn. New York: McGraw Hill, 1999.

Harper J, Oranje A, Prose N, eds. *Textbook of Pediatric Dermatology*. Oxford: Blackwell Science, 2000.

Lebwohl M, Heymann WR, Berth-Jones J, Coulson I, eds. *Treatment of Skin Disease: Comprehensive Therapeutic Strategies*. London: Mosby, 2002.

Menne T, Maibach HI, eds. *Hand Eczema*, 2nd edn. Boca Raton, Florida: CRC Press, 2000.

Rycroft RJG et al., eds. *Textbook of Contact Dermatitis*, 3rd edn. Berlin/Heidelberg: Springer, 2001.

Organizaciones

Europe

European Academy of Dermatology and Venereology
EADV House
Avenue General de Gaulle 38
B-1050 Brussels, Belgium
Tel: +32 2 650 00 99
Fax: + 32 2 650 00 98
www.eadv.org

UK

The National Eczema Society
Hill House, Highgate Hill
London N19 5NA
Healthcare professionals:
Tel: 020 7281 3553 ext 225 (Mon–Fri 9 am–5 pm)
professionals@eczema.org
www.eczemapro.org
Patients:
Tel: 0870 241 3604 (Mon–Fri 9 am–5 pm)
helpline@eczema.org
www.eczema.org

British Association of Dermatologists
BAD House, 19 Fitzroy Square
London W1T 6EH
Tel: 020 7383 0266
Fax: 020 7388 5263
www.bad.org.uk

USA

National Eczema Association for Science and Education
6600 SW 92nd Ave., Ste 230
Portland, OR 97223-7195
Tel: 503 228 4430 /
800 818 7546
Fax: 503 224 3363
info@nationaleczema.org
www.nationaleczema.org

American Academy of Dermatology
930 North Meacham Rd
PO Box 4014
Schaumburg, IL 60168-4014
Tel: 847 330 0230
Fax: 847 330 0050
www.aad.org

Índice